女醫教妳正確認識婦科疾病

子宮的
祕密筆記

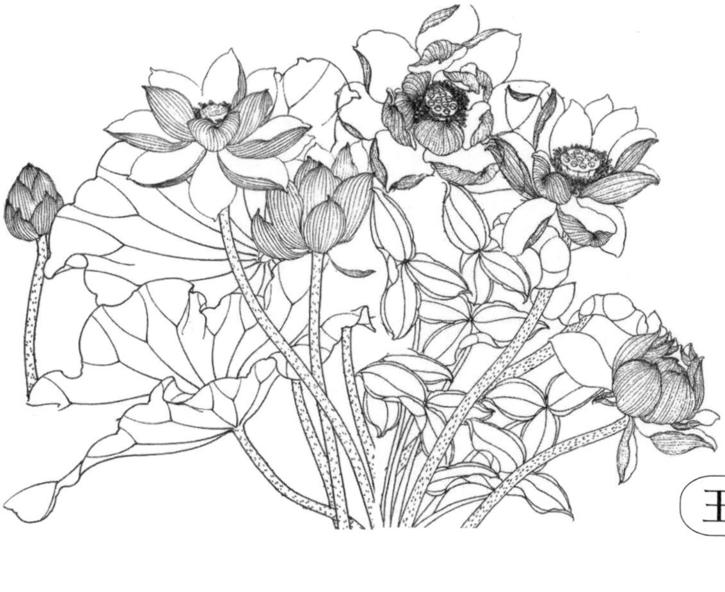

王玉玲／著

推薦序

自古以來，人們常以「生、老、病、死」代替人生。醫者把生命托起，安降人間，也使人遠離病魔，安享人間。醫學是一門博學的人道主義的學問。人世間總是利弊相伴，只要醫患同心，利取其重，弊取其輕，就能有健康的人生。

Beauvoir S.D（西蒙・波娃）在《第二性》（*The Second Sex*）一書中寫道：首先要問「什麼是女人？」有人說：女人全然在於子宮（**the women is the womb**）。直譯是：女人就是一個生兒育女的子宮。確切的含義應譯為：女人全在於有一個生育體腔（子宮），這是男女特徵性的差別。女人因為有一個生育體腔，因此自然界把人類生育重任委託給女人。

生命始於精子與卵子的結合。母親要單獨經歷十月懷胎，孕產期複雜多變，徒然增加健康風險；複雜的女性生殖器官更增加罹患良惡性腫瘤的幾率；獨特的青春期、生育期、更年期、絕經期使女性面臨比男人更多的煩惱、痛苦甚至疾病，因此世界各國和世界衛生組織主張一切要以母嬰安全為優先（**safe motherhood conquer all**），並把婦女健康列為衡量國家文明程度的標誌，這也是政府和全體醫務人員努力的目標。

王玉玲醫師是從醫二十餘年的婦產科醫師，她是一位刻苦、好學的醫師。為了患者不斷總結、提升、尋找最佳診療方案，並耐心衛教和患者溝通，是一位受患者尊敬的好醫師。同時，她在工作之餘也不斷學習，為很多女性進行大量衛教。

今天，她把這本《子宮的祕密筆記》拿給我時，我感到由衷的喜悅。她在醫院承擔大量臨床工作，還要管理一個科室。利用業餘時間能為廣大女性朋友寫一本通俗易懂、生動有趣的科普讀物，值得頌揚。

科普的意義是糾正人們認識的誤區，傳播正確理念，這本書正是從這裡開始的。她告訴女性朋友哪些症狀不是需要治療的疾病，比如子宮頸糜爛、子宮頸納氏囊腫和少量的盆腔積液；揭露了一些偽科學、偽概念，防止女性走入醫療誤區。

本書亦教導人們學會預防疾病，怎樣保護自己，防止發生感染性疾病和性傳染病，告訴年輕女性、育齡女性怎樣避孕，防止意外懷孕流產帶來的傷害。而對於想生育的女性，則告訴她們怎樣能夠促進生育，什麼時候開始不孕症的檢查治療，避免錯失最佳懷孕機會，也防止過度檢查和治療。

女性有很多常見病、慢性病，如子宮內膜異位症、多囊性卵巢綜合症、子宮肌瘤、子宮腺肌症等，還有女性的三大惡性腫瘤（子宮頸癌、子宮內膜癌和卵巢癌）。本書告訴我們怎麼預防、什麼時候需要就診，怎樣的治療才正確，以及怎樣長期隨訪和管理。

這本書深入淺出、生動有趣，簡直就是一本關於女性健康的百科全書。作者筆觸細膩，行文間充滿了對女性的關愛。適合青少年、育齡女性以及進入圍絕經期的女性閱讀，是女性一生的健康指導。

邵敬於

上海市第一婦嬰保健院同濟大學附屬第一婦嬰保健院

前言

女人總是面對著生不生孩子的困惑，有些人想生卻懷不了孕；有些人不想生卻懷上了；生孩子早了，影響事業發展；等事業發展了，卻不孕了。

女人也常常陷於月經來與不來的煩惱中，月經來了會痛、量多、會貧血，會影響正常的生活，真恨不能立刻絕經；月經不來絕經了？懷孕了？生病了？嚇死人了！

有些人神經大條，對月經全然不在意，什麼時候來的月經？不知道！痛？忍一忍！一晃已經年屆高齡，但從來沒有懷孕過，才發現其實自己不孕。

有些女性很謹慎小心，要排毒、要保養，各種保健品不離手。

常聽女人講：做女人真倒楣，會得很多男人不會得的病，而且這些病又涉及隱私，所以不好意思求助他人，也不好意思就診。

女人的這些煩惱誰最懂？我——一個女性婦產科醫師，一個有著多年臨床經驗的婦產科醫師。

女人要學會愛自己，愛自己不是給自己買名牌化妝品、名牌包包，而是充分瞭解自己的身體、學習健康知識、學會預防疾病、學會避孕。而我的任務是愛妳們，把我瞭解的與女性健康相關的知識都告訴妳們。很多人問我：為什麼寫衛教書？是如何走上之路的？作為醫師，我看到了很多女性在就醫過程中所走的彎路，在與醫師溝通過程中存在的障礙。

當一個健康人生病後，開始尋找就醫的途徑，需要找一個能夠幫助自己的醫師和醫院。她在就醫的路上會遇到什麼？

虛假資訊——現在是移動互聯網時代，新舊媒體上有非常多各種健康相關資訊，但真偽虛實難辨。正規醫院醫師做的衛教數量遠遠少於不正規機構的虛假宣傳。若對自己生命期望過高、過度信任網路上的虛假宣傳，進而選擇了昂貴但無效的治療方法，最終將會人財兩空。

醫療騙局——不知道大家是否還記得「郝愛勇醫師事件」。郝愛勇自稱是治療不孕症的醫師，在微博上非常活躍，不斷回答粉絲提問，還開有診所。二〇一五年十月，一個勇敢的粉絲爆出一個爆炸性消息：這名醫師不僅騙錢還騙色，利用女性的恐懼心理橫行許久。在幾名醫師的積極推動下，終於將他繩之以法。其實這樣的醫療騙局很多，號稱治療晚期腫瘤的、拍打拉筋治病的老中醫、神醫等不一而足，這些對一般非醫療專業人士有很大的欺騙性，要揭露這些醫療騙局，就需要熱愛衛教的醫療工作者。

溝通障礙——有人抱怨醫患資訊不對稱。怎麼能對稱呢？自從高中畢業以後我們就分道揚鑣了，我們學了醫學，你們學了金融、貿易、物理、天文、航太、化學、法律、工程等等。術業有專攻，你的專業我可能不需要懂，你造好了產品我用就行，你研究的天體物理學，我甚是佩服，但我不懂，可這既不影響你的研究，也不影響我的生活。

醫學涉及每一個人，尤其人生病的時候（幾乎人人都會生病，只是早晚不同、嚴重程度不同），真的想聽懂醫師的每一句話，若發現聽不懂，恨不能當年也去學醫。這時候就發現資訊不對稱了，怎麼辦？醫師要講，患者要聽。

我的衛教就是這樣應運而生了。我用寫代替了講，用通俗易懂的語言，用非醫學工作者可以明白的詞彙，傳遞醫學知識。患者用讀書代替聽，讀醫師的衛教書、衛教文章，慢慢掌握一些醫學術語、醫學原則，尤其和自己所患疾病相關的醫學知識。

溝通要在就診前、就診後和診室外。大家都說看病難，難在排隊時間長、就診時間短。怎樣破解？以我們多年的經驗看，五分鐘的就診時間，如果溝通有效，就能初步判斷病情，選擇合適的檢查方式。如果增加一些溝通時間，那麼能增加的是人文關懷。重點是有效的溝通。很多患者就診時，並未準備好能提供給醫師所需要的資料，甚至由於雙方對問題理解的差異，出現了溝通障礙，導致就診中四分鐘都是無效的溝通，醫師和患者都很急躁。醫師很辛苦，患者不滿意。如果患者在就診前，能瞭解相關知識、就診流程，清晰表述自己疾病的發生、進展過程，五分鐘中只需要三分鐘的溝通，就會有二分鐘的人文關懷。而這些需要患者在就診前、診室外做一些功課。這些功課中有一項很重要的內容，就是學習一些與疾病相關的知識，瞭解相關術語。一些患者治療後的注意事項如果僅僅是口頭交代治療後的注意事項，一些患者常常會忘記，但如果有相關的衛教書籍，回去後讀一讀，就會加深印象。

缺乏信任——現在的社會環境、醫療環境、人文環境，人與人之間缺乏相互信任。當就醫者突破重重障礙，進入醫師診室，又突破了雙方的溝通障礙，卻對醫師提供的治療方案半信半疑。這是最好的治療方案嗎？醫師讓我開刀是不是為了賺錢？開這個藥是不是因為回扣？如果患者從醫學衛教瞭解到關於某一種疾病的正確治療方法，而醫師提供的和他瞭解的相互一致，患者就會增加對醫師的信任度，放心接受治療。如果通過衛教確實判斷某一種醫療行為不恰當，當然可以拒絕。

衛教，不是讓人學會自我診斷和治療，而是瞭解相關知識，學會和醫師溝通，才能知情選擇適合自己的治療方法，學會更好地觀察自己的身體變化，更好地正確關愛自己。

致謝

這本書成書之後，有幸得到了邵敬於教授的審閱、修改並親為作序。邵教授是上海市第一婦嬰保健院原院長，現年已經高齡八十歲，一生奉獻給女性的健康事業，擅長女性內分泌疾病、治療不孕症。很多經歷不孕痛苦的女性，經過邵教授的治療，人生得以完滿。邵教授曾主編《迷路宮內節育器處理》《HMG臨床應用》《人類誘發排卵》等著作，並享受國務院政府特殊津貼待遇。他已經退休多年，但仍然堅持每天查房、翻閱文獻、編寫專著，是年輕醫師尊敬的老學者。有了邵教授的鼓勵，我會更加努力進行衛教，在此感謝他的幫助與鼓勵。

我要感謝我的粉絲們，你們的鼓勵是我在醫學衛教之路上堅持的動力。本書的大部分內容是我在微博上發表的衛教文章。二〇一四年五月，我在微博上發表了第一篇衛教文章，開始被廣大粉絲所認識。

我也要感謝微博上諸多醫學大家：@京虎子、@火爸朱劍笛、@營養師顧中一、@成都下水道、@急診科女超人於鶯、@棒棒醫師、@醫師媽媽歐茜、@小兒外科裴醫師等，因為衛教而在微博上互動、結識。由於他們的認可、推薦，才有更多的粉絲關注我，也才有了這麼多文字的存在。

我要感謝本書的責任編輯胡洪濤和王華，經過他們的策劃、編輯，這些零散的文章才能集結成冊，順利出版。

我最要感謝的是我的媽媽。策劃這本書時，媽媽已經診斷為肺癌晚期。在最後第三稿改稿時，我的媽媽重病臥床。媽媽沒有等到我的書出版就病逝了。

媽媽被診斷出腫瘤後的這段時間，我手中有兩部書稿要完成。媽媽知道我白天要工作，晚上要寫文章，每一次晚餐後我要陪她說說話時，她都一遍一遍催促我：去工作吧，不要陪我，早一點睡覺。

我的媽媽是位普通的母親、普通的女性，也是一位偉大的母親和女性，我要將這本寫給女性的書獻給我的媽媽，以感謝我的媽媽給了我生命，給了我童年的安全感，給了我這麼多的關愛、照顧，在她生命最後階段仍然給予我溫暖的支持。

目錄

偽名詞——女性健康的誤區

contents

發炎——離它越遠越好

性——甜蜜又危險

contents

不用害怕良性腫瘤

大姨媽——可愛又惱人

懷孕——想當媽媽不容易

contents

更年期——非常時期之正常面對

女人愛自己，不必愛那一張膜

contents

偽名詞——女性健康的誤區

隨著生活水準的提高，我們的健康意識也在提高。我們希望學習更多健康知識，學習一些健康保健的方法。如果有人告訴我們吃什麼能更健康，我們願意去吃；如果有人告訴我們，做什麼能夠有健康的體魄，我們原意去做。但吃什麼做什麼之前，我們要瞭解這些真相，不要陷入健康誤區中。

女人不是有毒生物

常有人諮詢我：網路上熱銷的××排毒產品可信嗎？我都回答，只要看到排毒二字，就可以捨棄了。

人體內真的有毒嗎？

有！只要活著，有新陳代謝，就會產生代謝的產物，而代謝產物就是毒物。就算我們吃的食物都是精華，沒有不想要的添加成分，也會產生代謝的毒物。

碳水化合物代謝後產生二氧化碳，蛋白質代謝後產生尿素和肌酐，脂肪分解後產生酮體以及其他複雜的代謝產物如尿酸等，如果這些代謝產物不及時排出體外，就會嚴重威脅生命和健康。

二氧化碳積聚會發生酸中毒；肌酐、尿素不能排出體外會導致尿毒症；體內的水過多，也會導致心力衰竭、腦水腫、水中毒。

慶幸的是，人體天然有排出這些代謝產物的功能，如呼吸、排便、排尿、排汗等。如果這些功能出現問題，就需要額外的「排毒措施」，如洗腎、人工肝臟等。

還有外界毒素入侵——中毒，如腐敗食物或者農藥、毒藥等。輕微的、少量的，我們的身體也能通過代謝將這些毒物排出體外，嚴重時就需要醫學方面的治療，如使用抗生素藥物、洗胃、透析等。

所謂的排毒產品，不僅不能幫助排毒，還可能成為一種新的毒物進入人體，傷害肝腎，反而破壞排毒機制。因此，請慎之又慎！為了防止過多的代謝產物對身體健康產生影響，我們更需要的是健康的生活方式。

「排毒」往往和美顏、養生兩個詞連在一起。美顏是利用女人愛美心理行騙，商人經常以健康藉口推銷各種保健品。女人的容顏，隨著時間推移，必然會發生變化。防曬、保濕才是保護皮膚的辦法。紫外線是女性容顏最大敵人。為什麼戶外工作的人比室內工作的人看起來衰老得更快？為什麼城市女性比鄉村女性看起來更年輕？因為城市人更注意防曬，風吹日曬雨淋會讓容顏衰老。

心態也會影響容顏。健康樂觀的女性看起來更年輕，而病態、愁容滿面的女性，眉頭緊鎖，皺紋很快爬上額頭。睡眠也是影響皮膚健康的原因。睡眠充足，皮膚才能更有彈性，面容才能更姣好。

養生、保健是我們常說的詞彙，但保健是什麼？養生不等於養生產品，保健不等於保健品。所謂保健就是保持健康的方法。

養生不是靠吃某一產品或者保健品就好，應該包括合理飲食、合理運動、按時接種疫苗、定期體檢、發現疾病及時治療等。

市面上充斥著食物排毒的謠言。沒有任何食物能夠排毒，而有些過去認為養生、排毒的食材經過檢驗已經證實有毒，如蕨菜、魚腥草等。蕨菜中含有的原蕨苷具有致癌作用，與食道癌、胃癌有相關性。

魚腥草中有馬兜鈴內醯胺，具有腎毒性和致癌性。這些食物不僅不能排毒，反而本身就是毒。

月經是排毒的嗎？

每位女性月經量不會完全一致，一生當中，不同時期的月經量也不一致。很多女性恐懼月經過少更甚於月經過多，經常有人月經一少就來諮詢就診，月經多的往往會拖至發生貧血才來就診。為什麼會這樣？在醫師看來，月經多對健康的影響更大，可能暗示子宮疾病，但普通女性更擔心月經過少而致體內毒素積聚。月經是用來排毒的嗎？我們先瞭解月經是怎麼形成的吧。

女性有一個子宮，一對輸卵管和一對卵巢。子宮位於中央，我們姑且叫它「中央大廳」，一對輸卵管、卵巢掛在「中央大廳」兩側。卵巢負責排卵並隨著濾泡發育、排卵，分泌雌激素、黃體素。在雌激素和黃體素的作用下，子宮內膜生長、變化，為胚胎著床做準備。

子宮外層是厚厚的富有彈性的肌肉，子宮肌層內襯著子宮內膜。子宮每個月為迎接客人到來，都會進行重新裝修，重新粉刷張貼新的壁紙——子宮內膜層會把大廳裝飾一新迎接新人。如果確定新人不能如期到來，就會拆除舊壁紙——子宮內膜脫落，月經就來了。下個月再重新裝修。

卵巢的排卵週期是一個月，如果不懷孕，每個月子宮內膜會脫落一次，因此叫做月經。但事實上，我們今人的生育觀念改變，生育頻率降低，甚至一生中只生育一次，基本上會維持著每月一次月經。但在大規模使用各種避孕措施前，無論是中國人還是外國人，無論貧民還是貴族，女性都不能自己控制生育，因此大多數女性多次妊娠。一個女性十六、七歲結婚，二～三年生育一個子女，甚至一～二年生育一個子女。懷孕十個月，哺乳一年，那麼會維持每月月經來潮嗎？很多人生育後根本等不到月經來潮就再次懷孕，因此在育齡期也不是每個月出血，可能來「月經」的次數也是有限的。

多子女的女性會因為生育頻繁、月經稀少而中毒嗎？不會！

青春期前卵巢功能尚未建立、停經後卵巢功能衰退都會表現為閉經，這些時期會因為不來月經而中毒嗎？不會！月經血不是排毒的，當然也不會因為閉經而中毒。相反，如果月經過多會導致貧血。

女性的每一滴經血都是血液，都本應該在血管內攜帶氧氣和營養，輸送到全身各個器官，無論是從哪裡出來的，都不能損失過多。出血多就會造成失血性貧血，急性出血過多就會造成休克。

女性因為月經定期來潮以及分娩的失血，已經使血紅蛋白（血色素）低於男性水準（男性的平均血紅蛋白含量在１２０～１６０ｇ／Ｌ，而女性的平均血紅蛋白含量在１１０～１５０ｇ／Ｌ），也低於青春期女孩和停經後女性的水準。但只要月經在正常量範圍內——八〇毫升以下，就不會影響血液循環，血紅蛋白也基本上在正常範圍，會高於１１０ｇ／Ｌ，身體的功能不會受到影響。但這已經在貧血邊緣了，一旦月經過多就會貧血。所以年輕女性失血性貧血、缺鐵性貧血的發病率高於男性。

那是不是月經越少越好呢？當然也不是！月經是女性生殖健康的標誌。月經的頻率、量正常，基本代表女性內分泌生殖系統功能正常。月經過少、閉經可能暗示女性卵巢功能異常，或者有其他導致閉經生殖分泌疾病以及生殖系統的畸形，也往往會導致不孕。人工流產後發生的子宮內膜損傷和宮腔黏連或者子宮內膜結核導致的子宮內膜損傷，也會導致月經過少甚至閉經。這也會導致不孕。

近年來，人工流產導致子宮內膜損傷和子宮腔黏連病例不斷增加，這成為子宮內膜損傷的主要原因。

人工流產後，子宮內膜損傷黏連導致的月經少和閉經除了影響懷孕，對身體健康沒有任何影響。因此人工破壞子宮內膜也成為治療月經過多的方法之一，尤其對已經完成生育、沒有生育要求的女性，是非常好的治療方法。

什麼情況下適合選擇以切除、破壞子宮內膜的辦法治療月經過多？因子宮腺肌症導致月經過多，以及凝血功能障礙、腎功能不全等內科疾病患者，可以在宮腔鏡下或用其他方法切除或者破壞子宮內膜，這樣子宮內就沒有受激素影響的子宮內膜，每個月也不需要為胚胎裝修房間，當然也不需要拆除舊的裝修，就不會來月經，更不會月經過多。子宮內膜破壞後月經會明顯減少，能很快改善因月經過多而導致的貧血症狀。

小結

月經不是用來排毒的。月經過少不會導致中毒，自身的內分泌疾病會使月經過少，而疾病本身可能會影響健康和生育。月經過多會導致失血、貧血。我們要檢查月經過少的原因，但不要追求月經更多，因為月經多往往是不健康的信號，可能是子宮內膜出現過度增生甚至惡變，而且月經過多會導致貧血。

女人身體無寒氣

所謂寒是怎麼回事？

我常聽到一些女性說自己宮寒。子宮是胎兒居住的宮殿，我們總希望那房間溫暖舒適，只有環境適宜，才有利胎兒生長。那麼經常流產或者不孕的女性，是不是因為子宮環境太差？溫度不夠適宜？

從現代醫學的觀點看，如果子宮內環境太差確實會導致流產或者不孕，比如子宮肌瘤、子宮腺肌症、子宮內膜息肉以及子宮內膜損傷，這些都會影響懷孕。但是不是子宮內溫度太低？這只是一種想像和比喻。子宮的溫度是人體的核心溫度，是恆溫恆濕的。

中華文化的精髓是寫意而非寫實。水墨山水、花鳥魚蟲等不求工細形似，只求以精練之筆勾勒景物神態。這種文化，不僅表現在繪畫上，也表現在圍棋和詩詞上。傳統醫學文化也是如此。因為不求工細形似，或者說受古代科學、醫學發展的局限所困，傳統醫學中的五臟六腑和現代醫學意義上的人體器官出現了很大差異。傳統醫學的心主管思想，相當於大腦，這也影響了我們的語言和文字，會有心想事成等詞彙，「思想」二字的下面都會有心；解剖學中心臟的功能是將血液推送到全身，供給營養和氧氣。傳統醫學的腎是管生殖的，男人腎虧意味著陽痿；解剖學中腎的功能是排泄代謝產物。傳統醫學的肝是管情緒，肝火上升是指容易發脾氣的狀態；解剖學中肝主要是負責代謝合成。傳統醫學的脾管消化，一旦食慾差就會說脾胃不和；而解剖學中的脾實際上是參與血液細胞清除和免疫調節的器官。傳統醫學的器官和解剖學器官名詞、詞彙一樣，但所指完全不同，功能也不同。

現代醫學的疾病有炎症、腫瘤、外傷、感染等不同種類，傳統醫學的疾病以火、熱、寒、涼詞彙描述病症。傳統醫學中這些疾病的診斷名詞就是一種比喻，一種寫意式的描述。

傳統醫學的熱、寒和體溫有關嗎？人體體溫一般是三十七℃，但實際上，身體各部位溫度不完全一致。肝作為代謝器官，溫度比較高，而大腦作為血液供應豐富的器官溫度也略高。內臟器官深藏在腹腔、胸腔內，溫度比較穩定。而四肢、皮膚由於暴露在外、處於循環的遠端，溫度會低一些，也更容易受環境影響，可能會與內臟溫度相差一～二℃。為了獲取人體真實溫度，測體溫的時候要測量腋下、口腔或者直腸。這些溫度接近內臟的溫度，比較恆定。

子宮在骨盆腔內部，女性的腹部堆積了較多脂肪，內部還有富含油脂的腸繫膜、大網膜，有如在子宮外穿了幾層小棉襖，如果沒有發熱、被凍傷，子宮、卵巢的溫度還是屬於核心器官的溫度，受環境影響很小。

有人問，吃冷食會不會使子宮溫度降低？一般的冷藏食物約五℃，冷凍的冰淇淋大約是零下十幾度，我們都是一小口一小口吃下去。進入口腔後，冷凍的食物會融化，基本上會變成〇℃，接著，經過食道進一步加溫，再進入胃部。純液體的飲料，空腹時在胃內會滯留幾分鐘，如果是含有奶的冰淇淋，會在胃內滯留十幾分鐘，如果剛剛吃過其他固體食物，這些冷飲會在胃內滯留更久。少量的冷飲會在胃內攪拌，和胃液、其他食物混合後很快就會升溫。進入腸道後可達人體溫度三十七℃。吃過冷飲後胃內的溫度會降低，但胃在上腹部，子宮在下腹部骨盆腔，胃內溫度不會影響子宮的溫度。

還有人說冬季手腳發涼，這是宮寒引起的。對不起，子宮只負責生育，管不了手腳的溫度。環境溫度低，四肢、耳朵、鼻尖這些部位的血管首先收縮，防止過度散熱。這是一種保護機制。還有人患有雷諾氏症候群，肢體血管不正常地痙攣，也會出現手腳發涼的現象。當夏季來臨、處於高溫的環境或者運動後、發熱時，手腳的溫度也會升高，這是因為血管擴張，增加散熱，目的是維持體溫正常。無論是手腳發熱或者冰涼，與子宮都毫無關係。

傳統醫學描述的火，不是物理學意義上的燃燒；熱，也不是物理學意義上的高溫；寒，也不是物理學意義上的低溫。宮寒，自然不是物理學意義上的子宮內溫度低。女性不會宮寒，但男性會「蛋寒」。男性的陰囊在腹腔外，陰囊就是一層薄薄的皮膚袋子，睾丸在其中根本沒有保暖措施，一旦環境溫度過高，陰囊皮膚皺褶會舒展以降溫。睾丸需要的是比較低的溫度，因為精子在正常體內的溫度下活力會下降，會少、弱甚至無精，以致不育，還可能導致睾丸發生惡性腫瘤。這也是我們會告誡男性不要經常泡熱水澡的原因。

那麼大家常說的宮寒到底是什麼意思？所謂宮寒，字面的意思是子宮寒冷，但子宮的溫度與其他內臟溫度一致，發熱時它會和體溫一樣升高，但凍傷或者休克時，溫度則依舊和體溫一致。傳統醫學文獻和教科書中無宮寒一說，但這個詞有越來越熱、越普遍應用的趨勢。在女性中成為約定俗成的傳統醫學診斷詞彙，主要包含不孕、月經失調、閉經、痛經、白帶增多等症狀。

月經失調、閉經、痛經等症狀都和不孕有關，如果有這些症狀，或者已經發生不孕，比較容易讓人聯想到子宮不適合懷孕。過於寒冷的環境肯定不適合生存，比如在南極和北極物種比較少，更沒有人類長期生存，因此用宮寒比喻不孕倒也很貼切。但是傳統醫學講對症施治，不孕症有很多原因，子宮性、卵巢性、輸卵管性以及男性原因所致等，那麼單單用宮寒就無法清楚描述原因了。

宮寒是一種比喻，是對女性生殖系統疾病、不孕症的寫意式診斷。既然不是真正的溫度降低，當然也不能用所謂的暖宮法來治療。很多人用艾灸來治療宮寒，以為在身體某處點一把火，子宮溫度就會上升。這是把寫意的寒當成寫實的寒。我見過很多人，因為長期艾灸，導致腿部皮膚燙傷、潰瘍長期不癒。

如果點火真能治療宮寒，那應該直接艾灸子宮、陰道部位，加熱作用更直接，不應該灸在腿部。

現代醫師用辨證施治幫助患者找到不孕的原因。不排卵的促排卵，輸卵管不通的經過腹腔鏡給輸卵管整形，子宮內膜異位症的去除病灶等，引起不孕的具體原因太多了，要明確原因，從根本上解決問題。

每個女性都多多少少有些女性健康的問題，痛經、月經失調、白帶增多、偶爾腹痛等，這也是騙子屢屢得手的原因。見面先說宮寒，一聯想到自己的症狀，確實有這些問題，果然診斷的沒錯，然後推薦買什麼產品，吹得天花亂墜，人們就會上當了。

宮寒是一種寫意式的診斷，相當於說妳有病，說妳有婦科病，說妳有不孕症。這樣的診斷等於沒有診斷，對治療毫無意義。醫學在不斷進步，診斷技術也不斷進步，生病的時候，需要的是明確的診斷。明確疾病具體的部位、疾病的類型、發病原因、可能的不良結果和嚴重程度，這只有現代醫學能夠做到。

宮寒是哪些疾病？

宮寒這個詞怎麼會越來越流行呢？對於現代醫學教科書上從未出現的名詞，我很好奇到底是指什麼症狀，所以在網路上做了一個小調查，到底什麼症狀會被說是宮寒（那些隨意說別人宮寒的，可能是鄰居、親友、大媽、商人）。下面是網友描述，因這些症狀而被別人說宮寒。

1 手腳冰涼

冬季來臨，氣溫比較低，暴露在外的皮膚都會比較涼。另外，末梢部分散熱快，氣溫低時微血管收縮，表面皮膚就會較涼，這是為了保持人體熱量。否則在寒冷的空氣中，散熱太快，人的核心體溫就很難保持。老人一直說「身上無衣怨天寒」。年輕人在冬季為了美，穿得比較少，又不活動，自然手腳冰涼。要解決手腳涼的問題，就要穿衣、保暖、多活動。

2痛經

痛經是另一個常見被說成宮寒的症狀。痛經的原因是什麼？嚴重的痛經可能是子宮內膜異位症或者子宮腺肌症引起的。也許有人還很年輕，月經剛剛來潮沒有多久，超音波檢查也查不到巧克力囊腫或子宮腺肌症。但痛經的年輕女孩將來發生子宮內膜異位症或者子宮腺肌症的概率高於沒有痛經的女孩。當然也有可能，一部分人隨著年齡增長、懷孕和分娩而改善症狀。對於越來越嚴重的痛經，第一要定期檢查，及時發現可能出現的子宮內膜異位症和子宮腺肌症，另一方面也可以吃止痛藥止痛，比如芬必得。服用短效口服避孕藥也是一個治療辦法。

3月經不調、閉經

月經失調的原因很多，比如閉經，可能是腦部下視丘、腦下垂體的問題，也可能是卵巢子宮的問題，需要進行激素測定、超音波檢查來判斷原因。如果月經週期長，可能是多囊卵巢綜合症或者圍停經期。總而言之，不是一個宮寒能概括的。

4月經過少

月經量少的原因很多。首先要確定是不是真的少，有一種月經量少是自己覺得少。真的量少是一次月經連一片衛生棉都不會濕透，當然也有可能是原來很多而突然減少。月經量少的原因之一是內分泌出了問題，卵巢功能減退了。這個需要檢查卵巢功能。如果是濾泡刺激素增高，說明卵巢衰退，需要進行激素替代療法。另一個常見的原因是子宮內膜損傷，常常是由人工流產所引起。表現的是子宮內膜薄，尤其是月經前一週，子宮內膜仍然不能增厚。這種情況不影響健康只影響生育，如果沒有生育要求，不需要治療。除此之外的月經量偏少，是不需要治療的，對於卵巢功能正常者，月經量少比多好。

5 月經過多

宮寒無處不在，只要妳說月經不正常，就有人說妳宮寒。月經過多不是宮寒也不是宮熱引起的。引起月經過多的原因更多了，可能是子宮內膜增生、子宮內膜癌、子宮內膜息肉、子宮肌瘤、子宮腺肌症等。月經過多的背後可能是這些疾病，所以月經過多要進行詳細的檢查，不同疾病要採取不同治療方法。月經過多也會引起貧血甚至休克。長期月經過多導致貧血，也會影響心臟健康。

6 小腹冰涼

人體表面溫度比內臟低，體表溫度在各部位也不一樣。四肢末梢會隨外界溫度變化有很大的變化，頭部、上腹部靠近供血豐富的大腦和產熱的肝臟，溫度比較恆定，腋下、大腿內側的兩部分靠近，散熱減少，所以溫度也恆定。小腹脂肪厚，大血管少，內臟的溫度不易傳導到皮膚，因此如果穿衣較少時溫度就略低。如果小腹皮膚比手還涼，要看看是不是穿得太少。小腹涼不是宮寒的問題。

7 月經有血塊

血液一旦離開血管就會凝結，就和吃的豬血一樣。月經量較大時，血液從子宮內膜的血管流出後，如果沒有及時滲透到衛生棉上，積聚在宮腔或者陰道內後就會凝結。另外，月經還有一種成分是子宮內膜，也是呈小塊狀。我們更應該重視月經總量的多少，而不是是否有血塊。

8經血呈黑色

血液一旦離開身體暴露在空氣中就會被氧化。血液中血紅蛋白的鐵蛋白被氧化後會成為暗紅色。這種氧化不是血紅蛋白的氧合作用，不是紅血球攜帶氧氣後的鮮紅色。月經量少時，衛生棉上的血就會是暗紅色、褐色、咖啡色。一般情況下，經血顏色深說明月經量不多。

9不孕症

不孕症的原因非常多，最常見的原因有男方少弱無精、女方排卵障礙和輸卵管不通暢。當然也有子宮性的原因，如子宮內膜損傷、黏膜下子宮肌瘤和子宮腺肌症等，還有一些少見的原因，如先天性無子宮等。發生不孕時，必須找出原因，絕對不能籠統概括為宮寒，更不能吃什麼暖宮丸、孕子丸等藥物。不排卵的要促排卵，輸卵管不通暢的要做腹腔鏡、試管嬰兒；無精症只能通過精子庫接受捐精。

10反復流產

有些女性會反復流產。流產的原因很多，如孕早期主要是染色體異常引起的，早期流產率非常高，這也是人類的一種自我保護，防止不健康的胎兒出生。引起流產的原因還包括感染、子宮畸形、免疫性疾病、子宮頸功能不全等。如果反復流產均發生在孕十週以上，要檢查一下自身免疫的抗體（如抗磷脂抗體），也要檢查子宮頸的功能。子宮頸功能的檢查在孕早期和孕中期主要是測定子宮頸管的長度。免疫性復發流產需要用阿司匹林、抗凝藥物等進行治療，子宮頸功能不全需要進行子宮頸環紮。

所謂「宮寒」涉及了很多婦科疾病，診斷治療方法也很複雜，不是一句宮寒就能概括，更不是暖宮能解決。宮寒更像是商人製造的行銷噱頭，被診斷為宮寒自然也會被推銷各種治療藥物，最常見的是艾灸。若相信了，自然就是上當了。艾灸不能治療上述這些疾病，但常常會造成局部皮膚的燙傷，甚至遷延不癒。遷延不癒的傷口不僅不會排毒，反而可能發生癌變。

那些可怕的診斷名稱

從草原沙漠化說「子宮頸糜爛」

作為一個從醫二十餘年的醫師，我非常熟悉子宮頸糜爛這個詞彙。剛工作的時候，教科書講子宮頸糜爛是子宮頸慢性炎症的表現，而我也曾經治療過「子宮頸糜爛」。從二十一世紀起，教科書不斷在更新觀念，我們不再認為「子宮頸糜爛」是一種疾病。

子宮頸還是那個子宮頸，子宮頸的狀態還是那樣的狀態，只是不再用這個詞彙來描述，也不再認為這個狀態是疾病。但是這個觀念太根深蒂固了，現在還有一大部分醫師沒有更新觀念，還在使用這個診斷詞，還會因為「子宮頸糜爛」給患者進行治療甚至手術。

所謂「子宮頸糜爛」是什麼呢？我先說說中國北方草原的沙漠化。中國中原地帶，氣候適宜，植被多樣，物產豐富，生態環境穩定。中原人是農耕文化，勤勞的人民是靠土地吃飯，喜歡墾荒、種植糧食。北方氣候寒冷、蒙古高原只適合多年生的草本植物生長，植被主要是草原，生態環境非常脆弱，使得北方少數民族為適應這種環境而形成了遊牧文化。遊牧民族的生活最大限度地保護了北方草原的生態環境。

中國歷史上有幾次邊境衝突。這種衝突使得農耕文化、遊牧文化的界限有過幾次北進、南退的改變。

漢人北上，就會在草原上開荒種地，剷除原有植被，破壞生態環境。漢人南退，耕田會變成荒地，草本植被難以恢復。幾次下來，這些經常變更的界限處，逐漸形成了沙漠。這是歷史上文化衝突對自然環境的影響，是北方沙漠形成的原因之一。

子宮頸上也有這樣一個界限。子宮頸上的界限不是文化的界限，不是植被的界限，是兩種不同上皮細胞的界限。一種叫做鱗狀上皮，顯微鏡下顯示像魚鱗一樣扁平多層，位於子宮頸口外側和陰道壁上，沒有腺體，沒有分泌黏液的功能，肉眼看是粉紅色光滑有如嘴唇的組織；另一種叫做柱狀上皮，顯微鏡下顯示是單層柱狀的，位於子宮頸管內部黏膜以及子宮內膜處，有腺體，有分泌黏液的功能，肉眼看是紅色顆粒狀有如舌面的組織。有時候柱狀上皮會延伸至子宮頸管外，醫師檢查的時候，能夠看見一部分，呈現的是鮮紅色顆粒狀，表面有黏液。兩種細胞交界的界限叫做「鱗柱交界」。

如果把粉紅色的鱗狀上皮比作農耕地，鮮紅色的柱狀上皮就相當於草原。在人的一生中也會發生幾次這個界限的移動，之所以會發生界限的移動，不是民族紛爭與融合，是年齡不同、體內雌激素值不同引起的。青春期前和停經後雌激素值低，交界位於子宮頸外口內部，我們看到的都是耕地，也就是光滑粉紅色的鱗狀上皮。到了青春期開始直至整個育齡期，雌激素值增高，這個界限向外移動，移至子宮頸外口的外部，我們就能看到草原了，即顆粒狀鮮紅色的柱狀上皮，也就是以前說的「子宮頸糜爛」。根據鱗柱交界的位置、肉眼可見顆粒狀鮮紅色區域面積大小，過去叫做「子宮頸糜爛」I度、II度、III度。現在已經完全沒有這些概念了。因為「子宮頸糜爛」實質是正常的柱狀上皮向外移動，因此「子宮頸糜爛」不是病。

人類的邊境衝突能導致草原沙漠化，子宮頸鱗柱交界會很安分嗎？也不安分。鱗狀上皮細胞有化生潛能，簡單說具有侵略性，會向柱狀上皮方向生長，覆蓋部分柱狀上皮。草原變耕地，結果就是沙漠化，鱗狀上皮覆蓋柱狀上皮的地方，醫學上叫做轉化區，是子宮頸病變、子宮頸癌的好發之地。子宮頸的轉化區，也是隨著年齡不同而位置不同、面積不同。青春期時，子宮頸轉化區就是一條線，比較少的化生上皮。育齡期時，子宮頸轉化區比較寬，但位於子宮頸口外，很好觀察到。到了停經後，子宮頸轉化區會部分或者全部位於子宮頸內口內，一般檢查和陰道檢查看不到轉化區，更看不到柱狀上皮。鱗狀上皮覆蓋柱狀上皮後，會覆蓋住柱狀上皮內的腺體開口，腺體的分泌物不能流出，就形成子宮頸的納氏囊腫。因此納氏囊腫本身也不是病，但是納氏囊腫上面化生的鱗狀上皮是轉化區的鱗狀上皮，很容易生病。化生的鱗狀上皮也是鱗狀上皮，在沒有生病或者輕微病變時是粉紅色光滑的。

醫師檢查子宮頸時，要觀察鱗柱交界的位置，這個位置是過去區分子宮頸是否有「糜爛」的標誌，這個位置決定了子宮頸轉化區的位置，也決定了醫師在觀察轉化區時，能否好好全面觀察。若不能確實觀察轉化區全貌，就可能造成漏診。「子宮頸糜爛」，若子宮頸轉化區完全在子宮頸口外，能完全觀察到的叫做Ⅰ型轉化區。部分轉化區或者全部轉化區在子宮頸管內，不能完全甚至不能觀察到，陰道鏡檢查可能會漏診的叫做Ⅱ型或Ⅲ型轉化區。醫師不在乎那是不是「子宮頸糜爛」，只在乎子宮頸轉化區在什麼位置，有沒有病變。

青春期、育齡女性轉化區在子宮頸管外，常常呈「子宮頸糜爛」狀。而停經後女性轉化區在子宮頸管深部，常常表現為子宮頸光滑。細胞學的子宮頸抹片、陰道鏡檢查往往會漏診一些癌前病變或早期癌，更需要做子宮頸管搔刮術。

現在能理解「子宮頸糜爛」不是病了嗎？草原是北方合適的生態環境，若變成耕地，還不至於沙漠化，除非耕地變荒地，植被不能恢復，才沙漠化。正常的柱狀上皮，也是正常的組織形態。經常變化的鱗柱交界化生的鱗狀上皮，才是女性的病毒易感區，長期不治療，才會發生癌前病變或癌變。

現代社會，除了農業進入草原，還有工業進入草原，比如開工廠、排汙水、建電廠、挖煤礦，這些更是破壞草原的元兇。各種不當治療、手術刺激都會破壞正常的子宮頸，就相當於在草原開工廠、排汙水，很容易使子宮頸受傷，更容易感染人類乳突病毒，讓鱗狀上皮化生，進而過度增生，導致子宮頸癌前病變和癌變。請小心保護好美麗的草原，小心呵護子宮頸。

被誤認為腫瘤的「納氏囊腫」

一次門診，有位患者經人介紹來就診，原因是體檢時發現了囊腫，嚇得一夜沒睡，認為自己來日無多了。看她憔悴恐懼的模樣，我也認為可能是很嚴重的疾病，醫師已經告訴她應該動手術。但是我翻看一下體檢報告，化驗和超音波都非常好，就是醫師在結論處寫了「納氏囊腫」四個字。我笑了，趕緊安慰她：不要怕，妳根本沒病。

子宮頸納氏囊腫是什麼？是囊腫嗎？是腫瘤嗎？會惡變嗎？這也是很多人要瞭解的問題。納氏囊腫太常見了。囊腫總是讓人聯想到腫瘤，而想到腫瘤難免會想到癌症。這一聯想就讓人很難入睡了。那麼，納氏囊腫是什麼？

前一篇提過，子宮頸上有兩種不同上皮細胞。一種光滑粉嫩叫做鱗狀上皮，在外圈延續到陰道上皮；另一種呈紅色顆粒狀，叫做柱狀上皮細胞，與子宮腔相連。鱗狀上皮外表看起來光滑，卻是乾涸的土地，紅色顆粒狀的上皮內到處是泉眼——腺體的開口，向外分泌黏液。這些黏液形成了子宮頸的黏液栓，保護子宮防止細菌入侵。兩種上皮組織是有界限的，叫做鱗柱交界處。這個界限可能深藏在子宮頸管內，醫師檢查看不到界限，也看不到顆粒狀的上皮組織；界限也可能在子宮頸管外，不僅能看到界限，還能看到紅色顆粒狀的柱狀上皮。鱗柱交界的理想狀態是一條線，線兩邊的居民老死不相往來，但事實上，邊境地區經常會發生衝突，有時敵進我退，有時我進敵退，進退之間，就會有一些中間模糊地帶。

子宮頸上也存在模糊地帶，稱做子宮頸轉化區也叫移行帶。子宮頸在形成時就存在一個子宮頸鱗柱交界的界限，叫做原始的鱗柱交界，在漫長的發育、成熟過程中，外側的鱗狀上皮有向內側生長的趨勢，會覆蓋柱狀上皮。就好像地毯鋪在草坪上向內延伸，形成新的界限，叫做新的鱗柱交界。兩個界限之間叫做移行帶或者轉化區。新鱗柱交界形成時，原始鱗柱交界就看不見了，我們只能猜測曾經在什麼位置。

轉化區就好比是草坪上新鋪設的地毯。地毯鋪在草坪上，會蓋住泉眼，地毯下就會積水。鱗狀上皮延伸至柱狀上皮處，也會蓋住腺體。子宮頸管的腺體會分泌腺液，如果腺體開口被覆蓋，黏液無法外流，就形成了囊腫。這就是納氏囊腫。因為這是生理變化過程中形成的，不屬於腫瘤，因此納氏囊腫本身不是疾病，是腺體擴張、腺液瀦留造成的。但移行帶區是新的鱗狀上皮，這個地帶易感染人類乳突病毒，也是子宮頸上皮內病變、子宮頸癌好發處。無論是否有納氏囊腫，這個區域都應該重點關注、定期檢查。

子宮頸的納氏囊腫大多都很小，但肉眼檢查可以看到。醫師在病歷上也會描述，不需要處理。個別的納氏囊腫會非常大，甚至覆蓋子宮頸口，影響醫師觀察子宮頸。這時可以做一個非常小的手術，切開囊腫引流。我曾經看過一位患者。幾個月前來檢查時，子宮頸狀態非常好。數月後再次來體檢時，發現子宮頸有一個較大的囊腫，直徑約四公分。我根據形態判斷是子宮頸的納氏囊腫，但這個納氏囊腫太大了，我無法觀察到子宮頸口的形態，也無法進行子宮頸抹片檢查。這個納氏囊腫本身不影響健康，但會影響患者體檢，容易忽略子宮頸的其他變化，因此我決定做個非常小的手術，刺破納氏囊腫，吸出內部囊液。

子宮頸納氏囊腫不僅不是疾病，還是醫師判斷轉化區的標誌。有納氏囊腫的鱗柱上皮區域是轉化區。當然，轉化區的標誌不僅僅是納氏囊腫，還有其他標誌，比如柱狀上皮島和腺體開口。

這又是怎麼形成的呢？鋪在草坪上的地毯不是品質最好的地毯，而是漏洞百出的破舊地毯，草就會從漏洞中鑽出來，也就是鱗狀上皮中會有一塊柱狀上皮，有時候也蓋不住草地裡的泉眼，亦即鱗狀上皮上會有一個小小的腺體開口。肉眼下很難看到上皮島和腺體開口，一般需要用陰道鏡才能觀察到。

鱗柱交界的位置會因年齡、月經狀況、生育狀況而不同。界限的位置不同使轉化區位置也不同，因此醫師需要根據這些標誌來判斷轉化區，才能重點檢查這個小小的區域。

亂象叢生的「骨盆腔積液」

我行醫二十餘年，經常會接觸一些被過度檢查和治療的患者。

這些患者分為兩類，一類是患者自己把一些小問題擴大化，多家醫院求醫、反復檢查，手裡拿了一疊病歷、各種化驗和檢查結果，然後絮絮叨叨說著種種不適，但是當醫師去翻看既往的化驗檢查，進行體格檢查，往往發現患者非常健康。另一類是被動的過度檢查和治療。患者僅僅因為一個問題去了某些不正規的醫院，被醫師檢測一遍後，發現其他「重大」問題。結果，原來的問題沒有解決，倒是在新的「重大問題」上花了數千元。錢花光後，才恍然大悟，發現自己已被帶入歧途，應該換一家正規醫院重新檢查和治療，但最初求醫的問題還沒開始解決。

骨盆腔積液就是一個容易被誇大的問題，容易被過度治療的「診斷」。骨盆腔積液是一個超音波診斷。少量的積液臨床無法診斷，只能通過超音波檢查。婦產科患者的骨盆腔超音波檢查報告單中，經常會有這樣的描述：骨盆腔少量積液。很多患者看到這句診斷就非常緊張。有些醫師確實會因為骨盆腔少量積液，給患者戴上慢性骨盆腔炎的帽子。而患者就像永遠不能摘帽的地主一樣，見了醫師就會說自己曾經患過慢性骨盆腔炎、附件炎，並且可能吃了很久的各種中成藥以及灌腸等。這些中成藥既不能治療婦科炎症，也不能消退根本不是炎症所引起的少量骨盆腔積液。

先瞭解一下骨盆腔積液是怎麼產生的。骨盆腔和腹腔相通，腹腔內有肝、脾、腸、大網膜等器官，骨盆腔內有子宮、卵巢、膀胱、直腸等器官。器官表面被覆腹膜與腹壁的腹膜形成一個閉合的腔隙。這個腔隙當然不能是乾燥的，如果是乾燥的，腸管蠕動的時候將會非常疼痛！這些液體就是腹膜產生的，也會經腹膜吸收，持續產生、吸收，維持平衡。有時候稍微多一些，在骨盆腔最低處道格拉斯凹窩就會形成積液。另外，女性卵巢排卵時濾泡液流出、月經時經血逆流到骨盆腔時，在超音波下都會顯現少量的骨盆腔積液。這些積液都是生理性的，無須治療。

如果患者有內、外科疾病和一些婦科疾病，這些腹水會大幅度增加，溢出骨盆腔進入腹腔，稱之為腹腔積液，也叫腹水。

骨盆腔積液、腹腔積液是超音波檢查和診斷名詞，量多的時候，能通過體檢叩診檢查出來；腹水量更多的時候，腹部會膨隆。超音波檢查雖能分辨是液體，但要鑒別這些積液是血液、膿液、炎症滲出液，還是低蛋白漏出液則需要一番工夫。如果積液比較多，或伴有其他症狀，就要考慮可能患有內科、外科、婦科疾病。

哪些疾病會產生骨盆腔積液甚至腹水？先說婦科相關疾病。第一個要想到的是子宮外孕、黃體破裂。子宮外孕、黃體破裂是出血性疾病。子宮外孕一般是指輸卵管懷孕造成的輸卵管破裂或者流產導致出血。流產型子宮外孕的出血少，積液也較少；破裂型的出血多，骨盆腔積液也會增多，甚至達到腹腔。出血量多會導致患者失血休克。子宮外孕最突出的症狀是尿妊娠試驗為陽性，伴有突發性的下腹疼痛。超音波除了看到骨盆腔積液，也可能看到附件區域的包塊。子宮外孕是婦科急症，大多數情況需要手術治療。

黃體破裂是卵巢排卵後形成的黃體組織發生破裂。黃體比較脆弱，附於血管。黃體期性生活偶爾會導致黃體破裂而出血，出血量一般比宮外孕少，多採用保守治療。

卵巢腫瘤。惡性卵巢腫瘤通常會伴有腹水，有時以腹水為首發症狀。腹水中會有大量癌細胞，伴有腹水的惡性卵巢腫瘤嚴重程度更高。

外科疾病。臟器破裂，如肝、脾破裂表現為腹腔內出血，但會有外傷史，伴有上腹部疼痛。空腔臟器破裂，如胃腸、膀胱等，消化液、尿液進入腹腔也會表現為骨盆、腹腔積液，但因為強烈的化學刺激，會有嚴重的腹膜炎症狀。

肝臟疾病。患肝硬化、肝癌等肝臟疾病者，通常有肝臟合成蛋白功能障礙，會出現低蛋白血症。低蛋白血症導致血液的膠體滲透壓過低，從而液體大量滲出至腹腔，形成腹水。

腎臟疾病。一些腎臟疾病會有蛋白尿，也會因低蛋白血症而發生腹水。

無論是肝臟原因還是腎臟疾病出現的低蛋白血症性腹水，都同時可能伴有胸腔積液、心包積液、下肢水腫、眼瞼水腫等。當然，肝腎功能、肝脾超音波等都能發現異常。

結核性腹膜炎。目前結核感染又有增多的趨勢。腸結核、結核性腹膜炎常常導致大量腹水、腸黏連。初期時以腹水為主，後期腹水減少，腸管黏連。結核感染常有低熱、盜汗症狀，晚期會有腸阻塞表現，但在最早期症狀不典型時，以骨盆腔積液為首發症狀。

上述就是可能有大量骨盆腔、腹腔積液的一些疾病。下面再說說會有少量骨盆腔積液的疾病。

骨盆腔炎性疾病是指急性的需氧菌、厭氧菌、黴漿菌、衣原體等病原體引起的上生殖道感染，包括子宮內膜炎、輸卵管炎、輸卵管卵巢膿腫和骨盆腔腹膜炎。

骨盆腔炎患者通常有腹痛、發熱症狀。婦科檢查時，有子宮壓痛、附件壓痛、子宮頸舉痛的症狀。婦科檢查的「三痛」是最低診斷標準。如果有體溫升高、子宮頸分泌物呈膿性，並培養出病原體等結合症狀，也有助診斷骨盆腔炎。如果子宮內膜活檢病理證實有子宮內膜炎，陰道超音波、核磁共振顯示輸卵管管壁增厚、管腔積液、伴骨盆腔少量積液、輸卵管卵巢包塊或者腹腔鏡手術所見都能明確診斷。

綜上所述，要診斷骨盆腔炎，最基本要有骨盆腔痛的症狀、有感染的病原以及細菌感染引起的全身表現，最重要的確定診斷是骨盆腔器官的病理和影像學的改變。單純、無症狀、少量的骨盆腔積液不能診斷為骨盆腔炎。

再來談談所謂的「慢性骨盆腔炎」。我之所以畫上引號是因為在《骨盆腔炎性疾病診療規範（修訂版）》中不再有這個診斷名詞了。

「慢性骨盆腔炎」是婦科過度診斷和治療的重災區，往往一發現骨盆腔有少量積液，或者患者主訴腹痛，醫師診斷是慢性骨盆腔炎，給予各種抗生素、中成藥、灌腸、沖洗、紅外線治療等。

骨盆腔炎性疾病治癒後，是不是會長期成為慢性骨盆腔炎呢？骨盆腔器官感染，經過抗生素、手術治療後，清除了細菌、衣原體等病原體，疼痛症狀消失、體溫下降、白血球減少、骨盆腔膿液被吸收，這樣就是治癒了。但是如果感染嚴重，治癒後，原來病原體感染對器官的損害可能會長期存在。最嚴重的表現是輸卵管傘端黏連阻塞、輸卵管扭曲、輸卵管與卵巢黏連，有時會發生輸卵管積液。這些改變對健康影響不大，但會嚴重影響生育，導致輸卵管性的不孕，是女性不孕症的主要原因之一。有時通而不暢的輸卵管也容易發生子宮外孕。

輸卵管黏連阻塞，是輸卵管炎症造成的後果。有些不嚴重、不典型輸卵管炎症，無明顯腹痛、發熱等病程，依然會發生輸卵管黏連、阻塞。

急性骨盆腔炎後的骨盆腔黏連，以及輸卵管扭曲、阻塞，不是慢性骨盆腔炎，因為不具備炎症的要素：變質、滲出和增生，也不具備感染的要素：病原體的感染，因此完全無須抗感染、抗炎治療。

那麼，要怎麼治療這種黏連？無生育要求的不需要治療；有生育要求的可以通過介入、手術促進輸卵管通暢。如果這些方法都失敗，可以考慮繞開輸卵管，進行體外受精—胚胎移植，也就是常說的試管嬰兒。

少量無症狀的骨盆腔積液一般屬生理性。多量有症狀的骨盆腔積液則需要同其他婦科、內外科疾病鑒別。不要為無症狀的少量骨盆腔積液、慢性骨盆腔炎、輸卵管阻塞導致的不孕進行無謂的治療。

別人設下的重重陷阱

商人的排毒膠囊、凝膠

以前老師常告訴我們，患者是最好的老師。醫師所有的醫療經驗都是從實戰中積累的。深度接觸微博後，我總結：粉絲也是我最好的老師。從粉絲身上，我也學到了很多不知道的東西。比如一些女性私密護理產品、排毒產品。

這些東西原本不在我的認知內，也不在我的應用範圍內，總之我根本不知道是什麼東西，自己從來沒用過，更未推薦患者和粉絲用過。但經常有粉絲問我，某某產品可信嗎？某某產品是真的嗎？某某產品有效嗎？也有一些行銷號私信我，妳可以關注一下某某產品嗎？可以合作推銷嗎？這些到底是什麼東西？從文獻上當然查不到。我只能在網路上先查查看。

以下我們一起來認識一下這些私密護理凝膠產品吧，看看這些產品宣稱能做什麼！

宣稱能私處翻新，恢復少女緊致。

什麼是私處翻新？人的一生，所有器官都從幼稚到成熟最後老化，這是必然的，生殖器官也一樣。未婚、已婚、已經生育後的女性外陰、陰道和子宮頸必然有所改變。醫師檢查時會描述為未婚型、已婚未產型或者已婚已產型。已婚未產或者已婚已產，都不影響性生活滿意度。一個停經後的女性如果外陰有如少女，正常嗎？如果沒有萎縮而表現為高雌激素作用，那麼可能會是子宮內膜癌的高危險群。若停經後陰道更緊致，那是因為雌激素減少，陰道萎縮，萎縮到不能進行性生活。私處翻新根本就是個偽概念。女性的外陰，平時注意衛生，減少不安全性行為就是對它最好的保護。

當然有一部分女性由於骨盆底功能障礙，會出現陰道鬆弛、陰道前後壁膨出的現象，甚至發生子宮脫垂；一部分女性在分娩中發生產傷，導致盆底組織損傷，陳舊性的會陰裂傷，這時候可能會影響性生活滿意度。那麼一些凝膠、中藥等宣稱私處翻新的產品是否能解決問題呢？答案是否定的。要治療會陰的陳舊性裂傷以及陰道壁膨出、子宮脫垂是需要手術的。年輕女性怎樣預防年齡增長後發生骨盆底功能障礙？鍛鍊——凱格爾運動，也就是縮肛運動。

宣稱能滅菌、能排毒、保養卵巢。

真相是，陰道內必須有正常菌群，如果殺死正常菌群，可能會讓致病菌繁殖而造成更嚴重的問題。

女人有毒要排嗎？——沒有。

卵巢需要保養嗎？NO！不需要！卵巢無法保養，只能定期檢查發現是否有疾病。卵巢功能維持多久，既不能控制，也不能預測。盡可能在卵巢功能良好時完成生育。

宣稱能抗炎、治療腫瘤。

這些產品都說能治療炎症和子宮肌瘤，甚至經常在微博上發圖片說有排出肌瘤，這當然是假的。如果這些凝膠中有抗生素成分，那麼有可能治療陰道炎，如果僅僅是純中藥，絕對不能治療陰道炎。這些產品都是消字號*的產品，如果添加了抗生素就是非法添加。但無論什麼成分，都不可能排出子宮肌瘤。子宮肌瘤牢固地長在子宮內，只有手術才能切除子宮肌瘤，或者一些藥物可以讓肌瘤萎縮。

這些凝膠主要成分是什麼？中藥。無論是打著國產、港產還是美國產的旗號，標注的成分都是中藥。很多產品名稱不同、產地不同，但產品說明上的成分都是一樣的（說明行騙都不需要創意）。

這些產品有何危害？

首先當然是傷害錢包。花錢總是希望能有作用才值。這些產品既不能治療陰道炎和骨盆腔炎，也不能治療腫瘤，那些翻新私處、排毒的作用又子虛烏有，當然不值得花一分錢。而且還可能會引起過敏和感染。這些產品均為消字號大小產品，也就是說不是藥物，也沒有嚴格檢驗，甚至可能是三無產品（無生產日期、無質量合格證、無生產廠家），衛生檢疫有著重大隱患，放置在陰道內可能會引起感染或者過敏。出現這些情況的時候，可能會有異常白帶流出，而這些機構會宣稱那是在排毒。若真的發生這些情況，要及時治療。如果不及時治療，過不了多久，可能會發生嚴重感染，妳真的會發現自己變了一個人——變成了病人。

*註：消字號產品，指消毒用品。

類似產品太多，根本無法逐一詳說。商人推銷的產品，雖然花樣繁多但可以據此類推。總的來說，功能太多就是沒功能，療效太好就是沒療效。既要正確認識自己的身體，也要能認識保健品和藥品。不要對原本健康的身體上下其手，更不能對保健品有過多的期望。

美容院的卵巢保養

曾經有一個患者來就診的時候告訴我，在美容院，工作人員居然給她檢查了子宮頸，讓她看了子宮頸的圖像。我猜測這是用婦產科醫師常用的擴陰器打開陰道，用類似陰道鏡的儀器，給子宮頸拍了一張照片。這些確實沒有難度，有難度的是解讀這些圖像。醫師做陰道鏡檢查，要經過嚴格培訓才能做出準確診斷。而美容院的工作人員僅僅是給患者看了一張所謂正常的圖片，然後告訴客人那不正常，要進行治療。幸虧這個患者及時醒悟，告訴了一個清醒的友人，在友人帶領下來醫院就診。結果經過檢查，她很正常。

第二次領教美容院是一個粉絲諮詢我，她去美容院做卵巢保養時，技師摸到卵巢上有硬塊，嚇得她去醫院做超音波，而超音波上正好看到一側卵巢上有個液性暗區，她更被嚇壞了。

那麼是不是美容院的技師比超音波還厲害、比婦產科醫師更會看婦科疾病？當然不是，卵巢上這樣一個小的液性暗區或者小的囊腫，連我這個婦產科醫師都摸不到，甚至我連正常的卵巢都摸不到。

美容院到處打著子宮卵巢保養的招牌來欺騙女性，玩的就是宮寒的概念，用延長青春美貌誘惑女性進行消費。

為什麼說卵巢和子宮的保養是騙術？

1.美容院的技師知道卵巢長在哪裡嗎？醫學生、醫師學習過解剖學，才能明確知道它的位置。一般人很少能準確說出它的位置，因此經常有上腹部疼痛的患者也會來婦產科就診。卵巢的位置很深，體積又很小。醫師只有用兩隻手一起檢查才能瞭解卵巢位置是否有腫物，一隻手放在陰道內向上頂起子宮，另一隻手才能在小腹摸到子宮，但依然摸不到正常大小的卵巢（卵巢太小了，而且質地柔軟）。卵巢有囊腫時，體積增大，才能摸到（太小的囊腫醫師依然摸不到）。做這樣的檢查需要積累很多經驗，年輕醫師也經常摸不準。而許多美容院的從業人員，一般都未接受過正規醫學美容教育，甚至無法掌握基本生理衛生常識，既不瞭解女性生殖器官的解剖，也不瞭解卵巢子宮的功能，怎麼能給人做保養？

2.子宮卵巢保養都在做些什麼？我從來沒去美容院做過卵巢保養之類的，因此我做了一個小調查，瞭解一下卵巢保養時技師在顧客身上做什麼動作。

經過調查，我發現不同美容院進行卵巢保養的方法各不相同，各有奇葩。常用的所謂保養措施包括按摩、艾灸、精油導入、名貴草藥導入、拔罐、針灸、振動棒按摩大腿內側、熱泥熱敷（用微波爐加熱熱泥，反覆使用）等，還有用電極刺激穴位的。這些小女孩學過穴位嗎？研究過中草藥是什麼成分？研究過精油的成分嗎？她們會說，經過她們的理療會把藥物直接導入卵巢、子宮以驅除宮寒。天方夜譚啊！皮膚確實會吸收藥物，但藥物首先進入血液，走遍全身，給卵巢的僅僅是一部分，即便是進入了卵巢，那麼這些藥物能起什麼作用？妳不知我不知，沒有人能知道。如果能有藥物能有效保護卵巢的功能，那麼也未必需要這樣的理療，口服更方便。

如果這些不同的方法都能保養卵巢，就相當於隨便在身體上做點什麼都能保養卵巢。但是我看到的效果是，所有女性依然在五十歲左右會停經，而各種卵巢腫瘤以及不孕等疾病的發病率沒有下降，反倒是不孕症等發病率有增高的趨勢。

子宮卵巢保養不僅無效，還可能有害！

1.美容院的產品，什麼護膚品、精油之類的，連他們自己都說不清楚成分，全身塗抹後可能過敏、感染。美容院很多器具、用品都是反覆使用，未進行嚴格消毒。若使用了這些未經消毒的用品，可能會導致皮膚感染。而一些會產生傷口的措施，比如針灸等，則可能傳染肝炎、梅毒、愛滋病。

2.美容院的從業人員，不瞭解人體解剖，不瞭解顧客身體狀態，按摩可能導致關節、神經的損傷。用力按壓腹部時，如果恰巧顧客真的有卵巢囊腫，技師用力按摩可能導致囊腫破裂，發生急腹症。

3.燙傷。美容院最常用的手段是艾灸、拔罐。艾灸和拔罐非常容易引起燙傷和燒傷。我們也聽說過著名演員在美容院拔罐時發生燒傷。對艾灸後的燙傷，美容院會為推卸責任而謊稱是排毒。

卵巢疾病怎麼預防？如何能讓卵巢不衰竭？

卵巢疾病其實有很多種，大家最怕、最想通過保養預防的是卵巢腫瘤和卵巢功能衰竭兩大類。目前還沒有有效的措施能夠預防卵巢腫瘤。國際巨星安潔莉娜・裘莉因為是卵巢癌基因帶原者而切除了兩側輸卵管。年輕未停經女性除此之外無預防卵巢腫瘤的辦法。停經後可以切除卵巢來預防卵巢腫瘤的發生，但通常並不會僅僅為預防腫瘤而進行手術。

那麼卵巢衰竭能預防嗎？當然也不能。卵巢什麼時候會衰竭？什麼時候會停經？無法預測、預防。

人從出生開始就一天天走向衰老。衰竭可能不期而至，因此最好的對策是早點生育。一旦衰竭，激素替代療法可以補充激素，但無法逆轉卵巢功能。激素治療可使月經來潮，但不代表卵巢恢復功能。

無良醫院的子宮頸修復

子宮頸糜爛會給女性帶來恐慌，當然有過去醫學局限性的原因。過去認為子宮頸糜爛是癌前病變，不治療會發展成為子宮頸癌，因此會給予鐳射和 LEEP 等手術治療。現在認為這是一個狀態，因此不會僅僅根據「子宮頸糜爛」給予任何治療。

現代醫學已經進步了，醫學家對子宮頸有了新的認識，教科書也做了修改，但是仍有很多無良醫院以及知識未及時更新的醫師，認為子宮頸糜爛需要治療，勸說女性接受治療，嚇唬女性不治療會癌變。其治療的手段五花八門。最吸引人的莫過於子宮頸修復。

這些醫院會在診室備一台類似陰道鏡的設備，當場給患者拍一張子宮頸圖片，然後給患者看。再對比一張所謂光滑的子宮頸圖片。這個外行怎麼能看懂呢？大肆渲染說子宮頸糜爛了，不修復會發展成為癌症。這些醫院的特點是：當場交錢手術，絕不能帶走病歷，一旦交錢絕不退費。而且在手術中，可能會說有新的問題，需要加錢，否則不能從手術台上下來。

前一段時間，有一個二十一歲的女孩在微博上向我求助，當時已經是晚上五點半。她說醫師已經安排她一小時以後手術，因此非常著急地不斷私信給我。看到她這麼急迫，而且醫師安排晚上做一個非急診的手術，我感覺其中一定有蹊蹺。幾番私信往來後，我瞭解事情是這樣的：她有一點不舒服，但不好意思告訴家長，就自己去了一家所謂的專科醫院。「醫師」檢查後診斷她是「子宮頸糜爛」，告訴她這個病很嚴重，不治療會生癌。年輕女孩一聽就哭了，可是依然不敢告訴家人。醫師說要手術，當天就要做。女孩沒有那麼多錢，哭著和同學借錢，然後在護士全程陪同下去交了錢，等待手術。女孩在等待過程中冷靜下來，開始覺得不踏實，然後在網上、微博上進行搜索，她搜到了我，開始向我求助。

我看了她傳給我的檢查資料，但一個這樣的「醫院」提供的化驗檢查本身都是不可信的，只能確定的就是她不需要手術。除了分娩時子宮頸發生損傷，其他任何情況下，子宮頸都不需要進行修復手術。因此我果斷建議她不要進行手術，迅速離開醫院。

她非常信任我，但還是很擔心自己的身體。我告訴她，除了宮外孕需要晚上立刻手術，其他都不會有生命危險，不會耽誤治療。第二天去正規醫院就診複查。她向「醫師」說，媽媽讓她立刻回家，不能手術。「醫師」只能同意暫停手術，但堅決不同意退款。這個女孩遠在千里之外，我只能幫她這些。她後來為求儘快脫身，沒有拿回那些向同學借來的錢。第二天，她去了一家公立醫院，做了子宮頸的液基薄層細胞檢測（thinprep cytologic test，TCT）。醫師確定她很健康，不需要做子宮頸手術。

子宮頸修復手術是什麼？一般來說這種手術就是通過鐳射、電、熱、冷凍等方式破壞子宮的子宮頸表層，被破壞的組織會脫落，然後長出新的組織。這是醫學的治療辦法，但這樣治療要有醫學根據，也就是說要有正當理由，不能隨便應用，畢竟這會對身體造成一定傷害，且可能引起新的感染。做這類手術的正當理由是子宮頸有癌前病變，但子宮頸糜爛不是癌前病變。子宮頸修復不是為了美，不要因為有人說妳的子宮頸不夠美而去修復。

抗生素治療骨盆腔積液

前面我們瞭解了骨盆腔積液的問題。骨盆腔積液如果量多、伴有其他症狀，可能暗示有一些疾病，若少量、無症狀的骨盆腔積液，並不代表有骨盆腔炎。但是有一些醫師看到超音波檢查報告寫著「骨盆腔積液」，會立刻診斷為骨盆腔炎。就是僅僅根據骨盆腔積液一個依據診斷骨盆腔炎，不同醫師的治療方法也不完全一樣。

一些醫師常用的方法是各類中成藥。在婦產科中，各類中成藥製劑非常多。說明書上說可以抗炎、調經等。但是如果真的按照骨盆腔炎的標準去診斷骨盆腔炎，那麼一定要用抗生素治療。因為骨盆腔炎是病原感染引起的。只有抗生素才能針對病原微生物治療。而這些僅僅開具中成藥的醫師，可能心裡也明確知道這不能診斷為真正的骨盆腔炎。

另一些醫師會給患者用抗生素，口服或者靜脈注射。這類醫師可能真的不懂骨盆腔炎的診斷標準，更涉嫌濫用抗生素，無論口服或者靜脈注射都是濫用抗生素。僅有少量骨盆腔積液，不需要治療，不需要中成藥治療，更不需要抗生素。抗生素是治療細菌微生物感染的藥物。應用抗生素要有明確的細菌感染證據，或者明確是感染性疾病。無症狀的少量骨盆腔積液不等於骨盆腔炎，不需要抗生素治療。

看起來很美的益生菌

對於喜歡養生的人來說，一看到益生二字，自然是好的。

什麼是益生菌？一個胎兒在母親子宮內處於無菌環境中，體內沒有細菌，出生後才開始逐漸建立自己的菌群。這些細菌與我們人類共生，也是我們健康不可或缺的一部分，比如腸道內以大腸桿菌為主的菌群和女性陰道內以乳酸桿菌為主的菌群。人體的這些菌群，分娩時在陰道內就會獲得，之後逐漸通過哺乳飲食環境等獲得。這些菌群維持正常的生態平衡，有益於防止其他病原微生物的感染。

腸道內的一些菌群，比如雙歧桿菌、乳酸桿菌等對食物的消化和吸收、病原菌的抑制，甚至對代謝性疾病、過敏性疾病都有很大影響。而雙歧桿菌和乳酸桿菌等，可以通過口服的方式服用活細菌進行補充。因此世界衛生組織定義，「服用後可以對宿主健康產生有益作用的活的微生物」叫做益生菌。

科學家投入了研究，希望能找到更多、更好的益生菌，通過以菌治菌的方式預防、治療疾病。相關研究非常多。益生菌的概念是好的，研究方向也沒錯，科學家也找出了一些這樣的益生菌。但是這些所謂益生菌到底對健康、疾病的控制能有多大作用，還沒有一個明確的定論。

雖然科學家最終並未明確結論益生菌的作用有多大，但不妨礙一些商家炒作，因此各種益生菌產品開始滿天飛。最初這些產品還停留在腸道補充上，比如各種含益生菌的優酪乳，口服益生菌的片劑等。含有益生菌的優酪乳會盡量改變牛奶口味，降低奶中乳糖含量，使乳糖不耐症者也能吃乳製品而不會發生胃腸反應。

不知什麼時候開始，益生菌的炒作進入了女性健康領域。女性陰道內菌群九〇%是乳酸桿菌，是陰道的優勢菌群，可以抑制其他致病菌，在預防女性陰道炎上起有重要作用。因此一些商家開始推出女性益生菌的栓劑等。

在我的微博以及微信朋友圈中經常有人推銷益生菌，號稱可以治療陰道炎、子宮頸炎、「子宮頸糜爛」，預防子宮頸癌，價格還不菲。但真能有效嗎？事實上，目前沒有科學研究證據證明，單獨使用益生菌可以治療陰道炎、子宮頸炎，更不要說能預防子宮頸癌。

美國疾病控制中心在二〇一五年的《陰道炎診療指南中》特別提到，目前不推薦用益生菌治療細菌性陰道炎以及其他病原感染引起的陰道炎。口服益生菌更不能改變陰道的菌群。陰道炎到底怎麼治療？請看下一部分。

發炎——離它越遠越好

女性的身體結構決定了女性非常容易發生生殖系統的各種感染。女性的生殖器官在進行性行為時，要接納男性的性器官，接受精液進入陰道、精子遊走至身體更深處；女人要生育，骨盆腔深處卵巢上的一顆卵子要通過一條開放的通道進入輸卵管，與精子相遇後走到子宮內發育，胎兒成熟後還要通過子宮頸口、陰道來到媽媽的懷抱。

女人要完成生育，生理結構就只能是「對外開放」。結果是腹腔通過輸卵管、子宮、陰道與外界相通。精子與孩子進出的大門敞開了，細菌、真菌、梅毒、衣原體等各種病原也會一路暢通。

當然這些病原菌不能一路綠燈長驅直入，人體也對病原菌設置了重重的機關：

第一道：女性陰道是閉合的，陰道內的乳酸桿菌讓陰道內呈酸性，能夠消滅部分細菌。

第二道：子宮頸管是閉合且有黏液栓，可以將一部分細菌攔截在外。

第三道：每個月月經來潮時子宮內膜脫落，丟掉可能已經潛在感染的子宮內膜，長出新的子宮內膜。

第四道：輸卵管內部有一些小纖毛會向宮腔擺動，讓細菌難以逆行向腹腔內運行。

身體的這些機關有一定保護作用，但作用也是有限的。當有異物進入陰道，或者女性開始性生活後，或者進行陰道的手術、人工流產、分娩後，就破壞了這些有限的保護作用，因此很容易感染。如果性伴侶本身患有某些感染性疾病，也非常容易通過性行為感染女性。女性的身體如此脆弱，我們要如何保護自己不受感染？如果發生了感染要怎麼治療？

日常生活的護理措施

保持外陰衛生

女性的外陰陰道口前面是尿道口，後面是肛門。每次排便後，即便是很仔細清理，肛門周圍也會殘留少量糞便。解尿後，外陰濕漉漉，也容易導致細菌繁殖。那麼日常怎麼保持外陰清潔呢？

每次解尿後，用衛生紙吸乾尿液，保持外陰清潔。大便後沖洗外陰和肛門。這樣看來，日本的免治馬桶是很必要的，但一般情況下確實很難做到，我們可能是在工作場所或者其他公共場所解決這些生理問題，所以可用衛生紙從前向後擦拭。

每日至少清洗外陰一次（如果無法每日洗澡）。清洗外陰要用皂液或者沐浴液等。皂液有一定的殺菌作用。清水沖洗只能洗去三〇%的細菌，用皂液（浴液、洗手液）可以清除八〇%的細菌。人體的皮膚不是無菌的，所以不需要清除一〇〇%的細菌，不需要特殊專門為女性準備的洗液。那些都是噱頭！

清洗外陰，但不需要灌洗陰道內部。無論用什麼類型的洗液都會破壞陰道內原來的菌群結構，因此可能導致感染。

多久換一次內褲？

每日更換內褲。女性陰道每日會有分泌物流出，加之解尿後的尿漬，成熟女性內褲上會有分泌物沉積，這些分泌物富含蛋白質，是細菌的良好培養基。如果內褲不及時更換清洗，就會是一個病原庫。

內褲要消毒嗎？

一般只要用肥皂洗淨，流水沖洗後，通風處晾曬乾即可。乾燥就是最好的消毒法。但如果是潮濕衣物不易乾燥的季節，或者是住處沒有通風晾曬的地方，可以用熱水燙、消毒後晾乾或直接烘乾。

月經期要多久換一次衛生棉？

女性每個月一次月經，雖丟棄了潛在感染的子宮內膜，卻也造成新的衛生問題。現代女性都是用衛生棉，想想我們的前輩或者祖輩，用過稻草、爛布、重覆使用的衛生帶、衛生紙。好在那時候生育子女比較多，除去孕期和哺乳期，來不了幾次月經。相比先輩，現在女性幸福多了，有了拋棄式防止滲漏、測漏的衛生棉。

衛生棉防滲漏、防測漏，可以保持比較長時間不更換，也少了尷尬。但是問題來了，這些血液在衛生棉上，溫暖濕潤富有蛋白質，各種病原會很快繁殖，只要超過兩小時，細菌繁殖會翻倍。如果不及時更換，會引起外陰炎、陰道炎等。因此無論量多少，每兩小時都要更換一次。

月經期可以用衛生棉條嗎？

當然可以。衛生棉條是壓縮的棉球，放入陰道內，吸收血液後膨脹。吸足液體後抽出、更換，很方便，最適合運動甚至遊泳時使用。但和衛生棉一樣，也要定時更換。如果不及時更換，比衛生棉更危險。曾經有報導，有人使用衛生棉條後忘記取出，結果發生感染性休克、昏迷，最後死亡。解剖屍體後發現，禍起陰道內一條被遺忘的衛生棉條。長期放置在陰道內的衛生棉條，導致感染了耐藥性金黃色葡萄球菌。

衛生棉、衛生棉條是一個很好的發明，造福了女性。可以說有了衛生棉、衛生棉條，女性才能更瀟灑地走入職場。那麼可不可以每天用衛生棉或者護墊代替換內褲呢？不建議。衛生棉、護墊為了防止滲漏，背部都是防水防滲的材質，不透氣。用了護墊，外陰部會更加濕潤，容易導致感染。清爽、乾燥永遠是最好的消毒法。穿純棉內褲、比較透氣的衣褲，每日清洗外陰，保持清潔、乾爽才是最好的。

經常使用「衛生」護墊（衛生護墊不衛生）的人，作為婦產科醫師的我一眼就能看出來。外陰會有長期的慢性炎症、皮膚皺縮、色素脫失等一些濕疹樣的改變。長期慢性的搔癢可能會有抓痕。很多人並不知道這些症狀的罪魁禍首是誰，聽了醫師的話改變習慣，症狀很快會消失。

學會使用保險套

保險套最初叫做避孕套。但它的作用不僅僅是避孕，還能防止傳播性病。既能避孕又能防病，能讓女性安全享受性愛，因此叫保險套更名副其實。正確使用保險套可以有效預防愛滋病、梅毒、淋病等性傳染病。如何正確使用保險套？請參看本書第四部分。

女性常見的陰道炎有外陰陰道假菌絲酵母菌病（vulvovaginal candidiasis, VVC）、滴蟲性陰道炎（trichomonal vaginitis, TV）和細菌性陰道病（bacterial vaginosis, BV）。這些疾病大多症狀輕微、後果輕微，但是外陰搔癢、有異味確實讓女性有難言之隱。所以有很多人選擇去藥店、超市購買藥物、洗液來自己解決問題。陰道炎是臨床上最常見的婦科感染性炎症，症狀典型，易於診斷和治療，但是千萬不要自己「洗洗更健康」，結果導致嚴重的菌群失調。下面我會分別介紹這幾種疾病的診斷治療和預防。

VVC——最讓人坐立不安

VVC是外陰陰道假菌絲酵母菌病的英文縮寫。酵母菌是真菌的一種。真菌在自然界存在非常廣泛，可以是食物（如蘑菇），也可以用來加工食物（如酵母），為我們產生了藥物（如青黴菌），影響了我們的環境（如夏季潮濕），房屋內會發生黴斑，也會導致疾病（比如常見的皮癬、灰指甲、腳氣等）。在婦科有一個比較常見、和真菌有關的疾病，就是這個VVC。

近二十年來，教科書上的名字已換過好幾回。最初叫黴菌性陰道炎，後來叫白色念珠菌病，現在叫外陰陰道假菌絲酵母菌病。越換越拗口。黴菌性陰道炎比較容易記，因此和病人口頭交流時還會這麼叫，病歷上則會寫VVC。

每一種感染性疾病都有一個罪魁禍首，這個病也不例外：白色假菌絲酵母菌為主，少數是其他假菌絲酵母菌。總之罪魁禍首是假菌絲酵母菌。假菌絲酵母菌存在於哪裡？正常情況下會存在於口腔、陰道、直腸內。但在特殊情況下，假菌絲酵母菌才會異常增多導致疾病。

為何說這個病最讓人坐立不安？嚴重的VVC典型症狀是癢，奇癢無比、紅腫灼痛，著實讓人坐立不安、無比痛苦。VVC雖然是一種酵母菌的感染，但這種酵母菌並非來自環境或者伴侶。主要是由於身體免疫力短期或者長期下降導致菌群失調。比如患有免疫力低下的疾病或者使用免疫抑制劑、長期使用抗生素者以及糖尿病患者和孕婦等，都是比較容易感染VVC的人群。

記得我剛工作時，門診來了一名中老年女性病患，症狀非常典型，能明確診斷VVC，我順便問了一句，妳有糖尿病嗎？患者說不知道。我建議她查一下空腹血糖，結果果然是糖尿病。我當時心裡特別自豪，因為我無意中發現了一名糖尿病患者，讓她及時控制了血糖。如果我只治療陰道炎，可能陰道炎還會復發，患者的糖尿病估計也要遲很久才被診斷出來。目前有很多這樣的問題，醫師忙，也許不會告訴病患做相關檢查，但如果反覆發生VVC，別忘了檢查一下血糖，因為有可能與糖尿病有關。

VVC發病時白帶會有非常明顯的特徵：豆渣樣，因此非常容易診斷。VVC的症狀典型、特徵明顯，是每個年輕醫師一入行就會診斷的疾病，大多數並不需要實驗室的檢查。顯微鏡下看到酵母菌的假菌絲是確診的標準，如果鏡檢看不到假菌絲，也可以用培養法。在抗真菌藥物問世之前，黴菌性陰道炎比較難以治療，很難想像古代女性是如何忍受這樣的奇癢。幸運的是，目前有非常多敏感的抗真菌藥物。

反覆發生VVC一定要查找原因。亂吃抗生素的要停抗生素；糖尿病要控制血糖；單純性、症狀輕微的，可以單療程外用藥或口服全身用藥。如果是複雜性的VVC，包括重度、有糖尿病的、服用免疫抑制劑的以及復發性的，需要延長療程用藥。孕婦感染複雜性VVC的機率約五〇%，但為了胎兒安全，只適合局部陰道內用藥。

可以選擇哪些藥？

外用藥：比較好的是咪康唑（達克寧），還有克黴唑栓。克黴唑是孕婦安全用藥的B級藥物，孕期發生VVC首選。制黴菌素是孕婦用藥的A級藥物，安全但抗菌譜窄且效果差，也要較長療程。

口服藥：氟康唑。

單純性VVC只需單療程用藥。重度VVC需要雙療程甚至更多療程並強化用藥，同時口服與局部用藥。復發性的VVC需要強化治療和長期鞏固治療三～六個月。鞏固治療是指每月用藥一個療程。重度VVC用口服藥效果更好，因往往局部症狀重，黏膜有破損，用藥後症狀會加重，患者會因疼痛、瘙癢難忍而治療失敗。

無論是單療程還是長療程、是口服還是局部用藥，這些藥物都屬於抗真菌藥物。很多反覆發生的VVC是沒有規律治療所導致。目前有很多廠家宣稱能治療黴菌性陰道炎，但其主要成分是中成藥，沒有抗真菌的作用。

不建議陰道沖洗，不需要進行局部理療等。有些非正規的私營醫院會有很多的賺錢花樣，各種理療儀、治療儀宣稱效果好，其實僅僅是收費貴。

病情嚴重、局部症狀重者，可以在抗真菌治療同時局部應用激素類軟膏改善症狀，因為酵母菌會有些過敏反應，表現為局部的奇癢無比。

出現陰道炎症狀時最好先去醫院明確診斷，再選擇正確用藥。長期用口服抗真菌藥物，需要檢查肝功能。一般情況下，男方不需要同時治療，但復發性VVC應該男方同時檢查和治療。

TV——一隻小蟲引發的白帶氾濫

TV是滴蟲性陰道炎的英文縮寫。引起滴蟲性陰道炎的病原微生物是陰道毛滴蟲。在生物學上，它屬於小蟲，是原蟲的一種。陰道毛滴蟲呈鞋底狀，有幾根鞭毛。將白帶稀釋在生理鹽水中，顯微鏡下如能看到旋轉的滴蟲，就可以明確診斷為滴蟲性陰道炎。

滴蟲性陰道炎的表現是：外陰瘙癢、紅腫、白帶增多有異味。這些表現和其他陰道炎也差不多，但它有個典型的體征——白色泡沫狀的白帶，當然這個要醫師檢查的時候才能看到，觀察內褲上的白帶是看不出泡沫狀的。TV的診斷非常容易：顯微鏡觀察白帶，看到陰道毛滴蟲即可以明確診斷。

硝基咪唑類藥物是FDA唯一批准治療滴蟲的藥物。硝基咪唑類藥物包括甲硝唑、替硝唑和奧硝唑。中國的指南以及美國的指南都只推薦甲硝唑和替硝唑。任何醫師應用其他藥物治療滴蟲性陰道炎都是亂用藥。推薦的治療方案：甲硝唑一日療法和七日療法。特別要注意的是：

1. 口服甲硝唑二十四小時、替硝唑七十二小時內不能飲酒。
2. 性伴侶要同時治療。男性感染滴蟲，多數無症狀，或表現為非淋球菌性尿道炎。
3. 任何一方治癒前，進行性生活時都應全程使用保險套。

孕婦往往有超強的忍耐能力，很多人會以孩子健康為藉口，有陰道炎症狀時不會主動告知醫師，擔心醫師檢查和治療會對胎兒不利。

孕期滴蟲性陰道炎，與胎膜早破、早產、流產、絨毛膜羊膜炎有關，應該積極治療。孕婦的治療法與非孕婦一樣，都是口服甲硝唑治療。推薦採用一日療法。孕婦不必擔心，甲硝唑也是妊娠期B類用藥，非常安全。因藥物說明書上寫著孕婦慎用，醫師用藥會非常謹慎，往往不主動推薦使用甲硝唑，常用一些無關痛癢的藥物。如果患者也能瞭解甲硝唑對孕婦是安全的，醫師也許就不會有太大顧慮。

治療遷延不癒或者反覆發生的滴蟲性陰道炎相對複雜，一日療法、七日療法都達不到效果，需要更大劑量的藥物，也推薦使用更敏感的替硝唑口服。

ＢＶ——特殊氣味不是女人味

ＢＶ是細菌性陰道病的英文縮寫。細菌性陰道病有個非常顯著的特徵，就是白帶有特殊氣味——魚腥味。夏季衣衫單薄時，散發這種氣味會讓人感到尷尬。女人味並不是真的有氣味。我們要做沒有味道的有女人味女性。

前面講了ＶＶＣ和ＴＶ，這兩種陰道炎在顯微鏡下都可以很容易看到病原：酵母菌假菌絲或者孢子以及陰道毛滴蟲。看到了能夠診斷，看不到就不能診斷。而ＢＶ診斷起來沒那麼簡單，這涉及陰道微生態的概念和檢查方法。

在講陰道微生態之前，我們先看看地球的環境問題吧。

地球上的任何一塊土地、海洋、河流，不同的環境、氣候、溫度下都有著固有的生態環境：山林、走獸、飛鳥；草原、羚羊、獵鷹；海洋、魚蝦、海藻。山清水秀，生物多樣。

全世界這一五〇年以來，工業化發展迅速，代價就是嚴重的環境破壞。山林被砍伐，河流被汙染，草原被破壞，天空中充滿霧霾，極少能見到藍天白雲和閃耀的星星，呼吸還要靠空氣清淨機。環境破壞帶來的惡果就是生態的變化、失衡和物種的滅絕。環境改變了，動物失去了生存的空間，原有的物種瀕危滅絕，取而代之的是各種入侵物種氾濫，藍藻和滸苔失控生長。從官員到百姓都認識到治理環境的重要性，但是治理何其難。

人體的口腔、呼吸道、消化道、泌尿道內和皮膚上都有大量的細菌、原蟲、真菌等微生物，這些是人體的微生態環境，對健康也至關重要。雖然外科醫師手術講究無菌原則，但人不是無菌的。這些器官內部和表面的細菌平衡制約著，一般情況下不會導致疾病。但這些細菌離開了應該存在的地方，去往別處時，人體就會生病。如口腔的細菌經過拔牙的傷口進入血液就可能導致感染性的心瓣膜炎等等。

女性陰道內也有自己的生態菌叢，陰道內約有二百種微生物，包括細菌、黴漿菌、衣原體、真菌和原蟲等。細菌又分需氧菌、厭氧菌等。其中，乳酸桿菌占絕對優勢，是陰道內的原住民。陰道內的乳酸桿菌是維持陰道內微生態平衡的核心，可以在黏膜表面形成細菌膜，防止致病菌定植。乳酸桿菌會分泌過氧化氫維持陰道內的酸性環境，殺滅致病菌。

什麼情況會破壞陰道的微生態？

陰道內的微生態也是非常脆弱，很多情況都能打破微生態的平衡，如外傷、手術、性生活、陰道沖洗、流產、分娩、大劑量抗生素、免疫抑制劑、抗腫瘤藥物、電療、停經、患有糖尿病、免疫功能損傷等。因此陰道炎的本質是陰道微生態失調，陰道內任何一種微生物包括常駐微生物或者過路微生物過度增殖導致陰道微生態改變，都可能導致陰道內的感染。AV（需氧菌性陰道炎）、BV（細菌性陰道病）、CV（細胞溶解性陰道病）、TV（滴蟲性陰道炎）、VVC（外陰陰道假菌絲酵母菌病）等都是陰道微生態失衡所導致，有時候更複雜，可能同時合併混合感染。

ＶＶＣ和ＴＶ診斷相對比較簡單，一般用顯微鏡觀察白帶就可以找到病原做出診斷，但ＡＶ、ＢＶ、ＣＶ、ＤＶ則複雜得多，很難單純從形態上找到病原，更多的是檢查白帶的一些功能來確診。這需要瞭解一下陰道微生態功能檢查的各項指標所代表的意義，學會看化驗單。

陰道炎診斷最常做的檢查是白帶常規檢查，主要有白血球、上皮細胞、滴蟲、黴菌幾項。清潔度Ⅰ～Ⅱ度一般代表白血球＋～＋＋，上皮細胞＋～＋＋，表示陰道內沒有炎症；Ⅲ～Ⅳ度代表白血球＋＋～＋＋＋＋，上皮細胞＋＋～＋＋＋＋，表示陰道內有炎症（但沒有症狀不需要治療）。黴菌陽性，代表是感染ＶＶＣ，滴蟲陽性代表感染ＴＶ。

這一檢查陰道炎的方法在臨床上應用了幾十年，隨著對陰道微生態的研究，發現單純用白血球數量來判斷是否有陰道炎非常不準確，不能區分是哪一種陰道炎，很難對症治療，也不能改善陰道的微生態。

目前常用的是陰道微生態檢測，主要檢查如下幾個指標。

1. 過氧化氫。陽性代表乳酸桿菌產生的過氧化氫濃度降低，陰道內乳酸桿菌減少；陰性代表乳酸桿菌正常。

2. 白血球酯酶。以前僅僅根據白血球數量判斷炎症，目前要看白血球吞噬細菌的功能。陰道內有炎症時，白血球釋放白血球酯酶，白血球酯酶增高，化驗單上就標注為陽性。白血球酯酶陽性才代表陰道炎，而白血球增多，白帶清潔度Ⅲ～Ⅳ度不能診斷為炎症。

3. 唾液酸酐酶。這是引起細菌性陰道病的主要厭氧菌所釋放，唾液酸酐酶呈陽性，意味著厭氧菌感染，是細菌性陰道病的表現。

道炎。

4.凝固酶、葡萄糖醛酸苷酶。這是需氧菌釋放的，這兩個指標之一若是陽性，就意味著需氧菌性陰

5.pH值。正常情況下由於乳酸桿菌產酸，陰道內的pH值常小於四・五。

6.線索細胞。細菌性陰道病的特徵是線索細胞陽性。

陰道微生態是通過這些複雜的指標檢查，最後經過軟體分析進行診斷。

AV、CV和DV比較少見，不詳述。

BV是以厭氧菌為主的一些細菌增生導致陰道菌群失衡，同樣也會引起乳酸桿菌減少。其症狀輕微，分泌物有魚腥味。BV以往一直被定義為非特異性陰道炎，一九五〇年代發現與加德納菌有關，又經過二十多年研究，發現是由多種病原微生物混合致病，到了八〇年代才正式命名為細菌性陰道病。

檢查陰道微生態時，常有以下指標變化：陰道內優勢菌群乳酸桿菌減少，pH值常大於四・五，過氧化氫呈陽性；唾液酸酐酶多為陽性，可見線索細胞。

細菌性陰道病首選甲硝唑七日療法，同於滴蟲性陰道炎用藥，也可以服用替硝唑。孕期治療藥物和服用方法與非孕期相同。治療期間要避免性生活或者使用保險套。

細菌性陰道病男方無須同時治療，治療後也不需要隨訪復查。目前尚無研究表明可以用乳酸桿菌、益生菌治療或者輔助治療細菌性陰道病，因此不需花更多錢在這些益生菌上。

孕期也不需要進行BV的篩查。因為BV患病率高，大多是無症狀或者症狀輕微。

多種陰道炎中，VVC、TV、BV最為常見，診斷標準明確，治療也不難，但是需要正規治療，

如果發生陰道瘙癢、疼痛、白帶增多，不要擅自用藥，需去醫院檢查白帶，若能做陰道微生態測定，就一併進行檢查。更重要的是預防，固定性伴侶，盡可能用保險套，不要亂用抗生素，不要隨便沖洗陰道。

骨盆腔炎的診斷條件

骨盆腔炎是婦科疾病中易被過度診斷、治療的重災區，也往往是使用各種中成藥的藉口之一。與子宮頸糜爛不同，骨盆腔炎確實是一個疾病的診斷名稱。骨盆腔炎性疾病是女性上生殖道感染的一組炎症性疾病。這個定義中有三個重要元素：一是上生殖道。上生殖道包括子宮內膜、輸卵管、卵巢以及骨盆腔腹膜，不包括單純的子宮頸和陰道。二是感染。感染是指病原微生物的感染。找不到病原微生物感染的證據，就無法診斷為骨盆腔炎。如果因過去感染導致結構改變，就不叫骨盆腔炎。三是炎症。醫學上的炎症有病理改變——紅、腫、熱、痛。在生殖道內，尤其在下生殖道內有存有大量條件致病菌，如黴漿菌、衣原體等，但是如果沒有引起子宮內膜、輸卵管的炎症性改變（如紅腫、滲出、積膿等），也不能診斷為骨盆腔炎。

引起骨盆腔炎的罪魁禍首是誰？

引起骨盆腔炎的主要病原微生物是淋球菌、衣原體。其他需氧菌、厭氧菌、黴漿菌也與骨盆腔炎的發生有關。

骨盆腔炎有什麼症狀？

下腹痛。很多人就診時首先主訴下腹部疼痛。疼痛程度和疾病嚴重程度一般成正比。骨盆腔炎的疼痛一般是持續性的、不治療不能緩解。

壓痛。這個需要醫師進行檢查，雙合診時子宮體部附件區有壓痛、子宮頸舉痛。雙合診（一種內診）是婦科檢查特有的，相信大多數去婦科就診過的人都知道醫師怎麼做。這個體檢非常重要，判斷是否有炎症時，有時比超音波更敏感。因此不要因怕痛、害羞而拒絕醫師的檢查。

下腹痛、子宮體壓痛是診斷骨盆腔炎最基本的。但不是所有疼痛都是骨盆腔炎，尤其單純只有下腹痛時。骨盆腔內還有其他器官，如膀胱、腸道。很多疾病會引起下腹痛，比如膀胱炎。有些大腸激躁症也可能會下腹痛，但疼痛多是陣發性的。還有子宮內膜異位症、子宮腺肌症等都會導致慢性骨盆腔疼痛。

除下腹痛還伴有發熱，血液常規檢查白血球和嗜中性球增多、C反應蛋白升高、紅血球沉降率升高，這些就顯示體內有細菌感染。如果白帶分泌物增多且呈膿性，子宮頸分泌物中做微生物培養查到有淋球菌或衣原體，基本可以診斷為骨盆腔炎。

子宮頸分泌物查到淋球菌和衣原體，並不能百分百診斷為骨盆腔炎，但結合疼痛的症狀就有很高可能性是骨盆腔炎。這是間接證據，不是直接證據。單純查到衣原體、黴漿菌者可能是子宮頸炎，也可能是正常菌群。

直接證據是：①子宮內膜活檢，病理診斷出子宮內膜有炎症，即可診斷為子宮內膜炎。②經陰道超音波或核磁共振檢查，顯示雙側或單側輸卵管管壁增粗、管腔積液，伴有骨盆腔積液、輸卵管卵巢囊腫。③腹腔鏡檢查，輸卵管充血、增粗、輸卵管漿膜或傘端有膿性滲出。活檢或者超音波、核磁共振檢查為陽性時，顯示有嚴重的輸卵管、卵巢感染。這些直接證據是特異性的診斷。這些所見，是炎症的病理改變。就如雖看到慣犯（病原微生物），但這一次不一定犯罪（僅僅是攜帶病原），只有犯罪了（發生疾病）才能懲治。而這些證據就是犯罪現場。

臨床上的直接證據通常不易獲得，尤其是子宮內膜活檢，臨床上較少採用。超音波和核磁共振是無創檢查，臨床上常會採用，但如果炎症局限於子宮內膜，或者輸卵管尚未明顯增粗、積膿時，也不會出現陽性。腹腔鏡僅在嚴重骨盆腔積膿時用作治療方式，也是診斷的重要依據。一般會根據疼痛、發熱症狀、醫師體檢的子宮壓痛體徵以及化驗結果進行診斷和治療。

骨盆腔炎的危害有哪些？

疼痛是最大的危害。很多嚴重的骨盆腔膿腫、骨盆腔腹膜炎所致疼痛，持續而劇烈，無法碰觸腹部。

感染性休克。骨盆腔炎嚴重者會發生骨盆腔膿腫，導致感染中毒性的休克，出現高熱、血壓下降。

炎性腸阻塞。骨盆腔炎症滲出導致腸管麻痹、腸脹氣、排便停止。這些症狀都非常嚴重。

不孕。感染治癒後若導致骨盆腔、輸卵管黏連，輸卵管扭曲、傘端黏連不通、輸卵管積液，這些最終會導致不孕。

骨盆腔炎怎麼治療？

骨盆腔炎需要抗生素治療，必須做細菌培養藥物敏感試驗，但這些結果出來需要三～四天時間，因此，醫師要先根據常規、經驗選擇抗生素，藥敏結果出來後，必要時調整抗生素的應用。

引起骨盆腔炎的病原微生物比較複雜，可能有淋球菌、衣原體、需氧菌、厭氧菌，因此多需要應用兩聯或者三聯抗生素，以確保對這些微生物都有作用。這些抗生素可以口服，也可以靜脈注射。抗生素治療需要一〇～一四天，以澈底消滅微生物，防止復發。很多人往往疼痛緩解後就停藥，但這樣並沒有消滅在病灶深處的病原，會導致復發。

骨盆腔炎需要手術治療嗎？

輕微的骨盆腔炎能以抗生素治癒，降低體溫、緩解疼痛、縮小骨盆腔包塊。同時各項化驗指標也會下降。但是有部分嚴重患者，經治療後沒有好轉，或者症狀好轉，但仍有骨盆腔膿腫，或者膿腫破裂可能導致感染性休克危險時，就要考慮腹腔鏡手術治療，清除膿腫，切除患側輸卵管。

為什麼說骨盆腔炎帽子易亂扣？

很多醫師不做相關輔助檢查，甚至不做最基本的婦科體檢，僅根據主訴疼痛、超音波顯示骨盆腔積液就盲目診斷為骨盆腔炎。一旦扣上骨盆腔炎的帽子，就無法擺脫，終生冠以骨盆腔炎。很多患者來就診時不說自己什麼症狀，只說「醫師我有骨盆腔炎，用了各種中西藥治療多年了」，這種情況下的骨盆腔炎通常是被過度診斷的。

當然也不排除曾經患有骨盆腔炎或者子宮腺肌症、子宮內膜異位症導致的慢性骨盆腔痛，其表現疼痛與月經週期沒有關係，叫做慢性骨盆腔疼痛。這些慢性骨盆腔疼痛，常被誤診為骨盆腔炎，也常被濫用抗生素和中藥治療。這些慢性骨盆腔痛，嚴重的需要進一步找原因，輕微的則不需治療。

另外就是將治癒骨盆腔炎後遺留的骨盆腔黏連、輸卵管黏連、輸卵管積水當成慢性骨盆腔炎給予各種抗生素、中成藥口服，灌腸、物理療法等治療。骨盆腔炎治癒後，會遺留有骨盆腔輸卵管的黏連，甚至輸卵管積液，也有一部分人腸管與骨盆腔器官發生黏連。首先，這些黏連、積液不是感染，也不符合醫學「紅、腫、熱、痛」的炎症定義，因此不需要抗生素治療，更不需要其他治療。

治癒骨盆腔炎後遺留的骨盆腔輸卵管黏連，是否需要治療？如何治療？從婦產科的角度來看，只有影響生育時才需要治療，目的是促進生育。不想生育的通常不需要治療。

腸管與骨盆腔器官發生黏連時，部分人會有一些腸道症狀，但如果沒有嚴重影響腸道功能，如發生機械性腸阻塞，也不需要治療。中藥口服、灌腸、物理療法、熱敷、打點滴等都不能鬆解開這些黏連。骨盆腔炎，尤其是骨盆腔發生膿腫時，用藥一定要正規、療程充份，必要時還須手術治療。

如何預防骨盆腔炎？

骨盆腔炎是感染性疾病，因此一定有預防措施，做好預防可以減少骨盆腔炎發生率。

安全性生活很重要。引起骨盆腔炎最常見的病原微生物有淋球菌、衣原體，它們引起的感染都屬於性傳染病。因此，安全的性很重要，少性伴侶、使用保險套是不二法則。

做好避孕，防止意外懷孕和人工流產。人工流產會使子宮頸擴張、子宮內膜產生創面，極易發生流產後感染。其他如診斷性刮宮、上環、取環後也有類似情況，一定要格外注意衛生，防止感染。

及時治療陰道炎症性疾病。陰道炎是女性常見病，嚴重時，這些致病菌可能通過子宮頸上行感染子宮內膜、輸卵管。

性——甜蜜又危險

男性、女性從青春期開始，會分泌激素，青春萌動，激發出性意識。兩情相悅，難免乾柴遇烈火而發生性行為。

性是愉悅的，可以給人帶來快樂、帶來精神放鬆。食色性也，性行為是人到了一定年齡後很自然的生理需求。遏制性的需求違反自然，也違反人性。

但性也會給人帶來傷害，尤其是對女性，不安全的性行為可能感染疾病，也可能意外懷孕。

我們先瞭解一下因性而導致的疾病——性病。

性病嚴格講應該叫做性傳染病，通過性接觸感染。性傳染病不僅會傷害生殖器官，也可能損害全身器官。性傳染病是傳染性疾病，當然會有病原，可能是細菌，如淋球菌引起的淋病；也可能是病毒，如人類免疫缺陷病毒引起的愛滋病；也可能是螺旋體，如梅毒螺旋體引起的梅毒。滴蟲性陰道炎也是一種性傳染疾病。目前比較常見、後果嚴重的性傳染病包括淋球菌感染、衣原體感染、梅毒和愛滋病。

淋病——淋球菌感染

淋病是淋病雙球菌引起的性傳染病，會感染男性、女性的泌尿系統和女性生殖道。感染泌尿系統後的表現為尿痛、尿道口紅腫、膿尿、尿道口有膿性分泌物，當然也有一部分人症狀不典型。女性生殖道感染淋球菌時會表現為膿性的白帶、子宮頸口紅腫、子宮頸口有膿性的分泌物，如果引起子宮內膜感染，甚至輸卵管感染，可能會有發熱、腹痛、陰道異常流血以及骨盆腔的膿腫。

淋病是一種古老的性傳染病。有醫史學者研究古代醫學文獻認為，自唐代即有記載類似疾病，是古書記載淋症的一種。淋球菌的發現要感謝一位德國醫師，他叫奈瑟，主要研究梅毒、痲風病等皮膚病。一八七九年，他首先從三十五例急性尿道炎、子宮頸炎和新生兒結膜炎的病人分泌物中找到了一種相同的細菌，這種細菌呈球形、卵圓形，常成對出現，命名為奈瑟淋病雙球菌。正是這種細菌導致了淋病。

淋病是性傳染病，在成年人中，性接觸是唯一傳染途徑。而新生兒可能在母親產道中接觸淋球菌引起眼結膜炎和淋球菌性咽炎。發明抗生素前，新生兒的淋球菌性眼結膜炎是幼兒致盲原因之一。

淋病是非常古老的性病，與梅毒常並稱為花柳病。二十世紀五〇年代，娼妓減少，梅毒、淋病發病率一度極低，基本已被消滅。到了八〇年代，性意識覺醒，性開放程度增加，淋病再次出現，並成為發病率最高的性傳染病。

感染淋球菌後有哪些危害？

除了急性期疼痛、發熱等症狀，可能引起男女不孕。男性可能發生輸精管狹窄堵塞而無精，最終導致不育，而女性會導致輸卵管狹窄堵塞而發生輸卵管性不孕。

感染淋球菌怎麼治療？

女性有膿性白帶或者檢查發現子宮頸管內有膿性分泌物，伴有腹痛、發熱等急性骨盆腔炎症狀時，需進行淋球菌的培養。如果培養出淋球菌陽性，就能確診為是淋球菌感染引起的子宮頸管炎或骨盆腔炎。

醫院做細菌培養同時會做抗生素敏感性試驗。在眾多抗生素中選擇最為敏感、效果最好的。而細菌培養、藥物敏感試驗需要三～五天時間。在末出現結果之前，醫師會根據臨床經驗選擇抗生素。

比較常用的敏感抗生素包括大觀黴素、頭孢曲松（羅氏芬）。如果僅有子宮頸炎，單次用藥即可，但如果有骨盆腔炎、骨盆腔膿腫等嚴重炎症，抗生素治療需十~十四天。

非淋球菌性子宮頸炎——衣原體感染

五年前，一位患者因為反復不規則陰道流血來就診。她體型偏胖，平時月經週期長，一個月前因腹痛被診斷為骨盆腔炎，用抗生素治療後好轉。現在沒有腹痛，但是陰道流血淋漓不淨。無發熱，無腹痛。患者肥胖伴月經週期長，不排除多囊性卵巢症候群引起的功能性出血，按照功能性出血進行治療後，出血仍然點點滴滴、斷斷續續。治療過程中，超音波發現雙側附件區有包塊。

到底是什麼疾病？功能性出血？炎症？按照功能性出血治療兩個月後，依然有出血。那麼會不會是感染引起的？我們做了子宮頸細菌培養，試著找出發生症狀的元兇。結果出來了：衣原體感染！果然並不是單純的內分泌原因引起的功能性出血，而是衣原體感染引起的出血。

元兇找到後，我為她進行抗感染治療，效果非常好，出血很快停止了。

衣原體是什麼？我記得小時候，常有醫師來學校檢查沙眼，醫師會翻開眼瞼查看，有時會用棉花棒塗抹一下。引起這個患者感染的就是和沙眼一樣的致病微生物——沙眼衣原體。說起沙眼衣原體，我們還要感謝一個人——湯飛凡，中國老一代病毒學家。湯飛凡於一九五五年首次在沙眼患者中分離出沙眼衣原體，為了證明衣原體是沙眼的元兇，他將新分離出的病原種植在自己眼瞼上。老一代醫學家的獻身精神著實讓人敬佩。在病因未明確時代，沙眼可是致盲原因之一。這個病原體首先在沙眼中找到，所以命名沙眼衣原體。沙眼衣原體不僅會感染眼睛，還會感染泌尿生殖道等臟器，引起子宮頸炎、尿道炎、骨盆腔炎、肝周圍炎和性病淋巴肉芽腫。

與性傳播有關的有兩類：一類是非淋菌性尿道炎（子宮頸炎），另一類是性病淋巴肉芽腫。非淋球菌性尿道炎的症狀是尿頻、尿急、排尿疼痛、排尿困難，女性若感染生殖道，會引起子宮頸炎、子宮內膜炎和輸卵管炎，輕微的症狀不典型，嚴重的有膿性白帶、腹痛和發熱等急性骨盆腔炎的症狀。有症狀的衣原體感染約占六〇％，另外四〇％沒有症狀。

女性的輸卵管在腹腔內有開口，因此衣原體可以通過輸卵管進入腹腔，引起肝周圍炎。急性期表現為上腹疼痛、發熱、噁心、嘔吐等。急性期後，肝周圍會形成黏連。進行腹腔鏡手術時，可以看到肝周圍形成的黏連帶。無論是有症狀還是無症狀者，都可能導致不孕。衣原體性輸卵管炎者，急性炎症消退後形成組織間的黏連，導致輸卵管黏連、堵塞、不通，引起輸卵管性不孕。

非淋球菌性尿道炎（子宮頸炎）的診斷主要依靠臨床上有症狀，同時通過培養等，在子宮頸、尿道、肛門、直腸內查到衣原體。診斷子宮內膜炎、骨盆腔炎、附件炎（輸卵管卵巢炎）和肝周圍炎等通常是靠推測的。

治療衣原體不難，一般選擇阿奇黴素、強力黴素等藥物，或根據培養藥物敏感性選擇抗生素。

衣原體感染是典型性傳染病，需要夫妻雙方同時治療。孕期感染衣原體也要治療，否則可能引起新生兒經過母親產道時感染，導致衣原體結膜炎。衣原體性結膜炎也是幼兒致盲原因之一。

性病性淋巴肉芽腫也是由沙眼衣原體感染引起，但和非淋菌性尿道炎（子宮頸炎）種屬不同，導致的病理表現不同。早期表現生殖器官局部的初創，然後腹股溝淋巴結腫大，晚期會出現會陰部象皮腫，也會引起骨盆腔感染和肝周圍炎。目前這類型衣原體感染已經很罕見，治療方法同於非淋球菌性子宮頸炎、尿道炎。

一部分患者治療後，衣原體會持續陽性，因此需要增加用藥療程以及根據培養選擇更敏感的藥物，同時可能需要兩種抗生素聯合用藥。一部分衣原體感染無症狀或者症狀輕微，但仍會導致輸卵管黏連進而不孕，而針對衣原體的抗生素治療，可清除衣原體，改善症狀，但不能改變骨盆腔以及肝周圍形成的黏連。因此，預防很重要。

瘋狂肆虐五百年——梅毒

梅蘭竹菊四君子，梅花是四君子之首，是古代文人喜歡用詩詞歌賦讚美的植物。入得畫，入得詩，入得音樂。入畫是：北宋仲仁墨梅疏影；入詩是：零落成泥碾作塵，只有香如故；入音樂是：梅花三弄；入味則是酸甜的梅子。這麼美好的漢字，卻命名了一個瘋狂的疾病——梅毒。

梅毒是什麼病？這要從哥倫布說起。我們把目光投向五百多年前的歐洲，看看那裡發生了什麼事。一四九二年，歐洲進入文藝復興時期，也是歐洲的大航海時代，那時候的中國是明朝弘治年間。有位仁兄叫哥倫布——一個義大利的航海愛好者，他讀過《馬可波羅遊記》，十分嚮往東方印度和中國（其實更想來神祕的東方掠奪寶物）。一四九二年八月，這位仁兄被西班牙國王派遣，帶著對神秘東方的美好嚮往，率領三艘百噸級帆船出發了。當時歐洲到中國的經典航線必經非洲好望角，但葡萄牙人占領了該處。幸好當時人們已經確信地球是圓的，朝另外一個方向航行應該同樣能達到印度和中國。因此哥倫布逆向而行，走了一條前人沒有走過的航海路線。

一四九二年十月十二日，經過七十天不舍晝夜的海上漂泊後終於看到了陸地，他欣喜若狂了。印度到了！（哥倫布心中的印度，但其實是加勒比海群島）

多少年後，歷史學家認為是哥倫布發現了美洲新大陸。其實美洲大陸僅僅是歐洲人心中的「新」大陸，那一片土地和歐洲一樣同時出現在地球上，那裡的原住民也居住了幾千年。美洲大陸也不是一片淨土，只是一塊封閉的大陸，流行著獨特的疾病。歐洲人帶來了德國痲疹、破傷風、斑疹傷寒、傷寒症、白喉、流行感冒、百日咳、痢疾和天花，歐洲人抵達之前，美洲都沒有發生過這些疾病。因為沒有感染過這些疾病，所以沒有抵抗這些疾病的抗體。歐洲人以槍、刀、弓箭和猛犬惡意殺害原住民，但死於這些新疾病的人，是被殺害者的數千倍。

在改變美洲大陸疾病譜的同時，歐洲人的疾病譜也被改變了。哥倫布的船隊滿載而歸，得勝還朝，但有一種微生物也悄悄隨著船隊來到歐洲，那就是美洲大陸流行上千年的梅毒。若干年後，哥倫布的船隊終於如願經好望角到達印度，又將梅毒帶到亞洲，十六世紀初從印度傳入中國東南沿海的廣東，當時叫「廣東瘡」「楊梅瘡」，這可能就是梅毒名字的來源。又過了幾年，經中國傳到日本叫做「中國潰瘍」。哥倫布不幸成為歐洲第一個梅毒患者。

哥倫布從美洲返回歐洲那一天開始，梅毒在歐洲、亞洲瘋狂肆虐五百餘年。五百年間，歐洲死於梅毒的人數約有一百萬。第一次世界大戰加速了梅毒的擴散，連列寧也不能倖免。

這五百年，人們不斷研究梅毒的發生、傳染途徑、病原體和治療方式，過程非常艱難。當時人們已經認識到這個疾病和性行為有一定的關係，人們普遍認為是不正當性行為遭到了天譴。

一五三〇年代有人提出可能存在一種引起梅毒的微生物。可是直到四百年後的一九〇五年，人類才第一次看見這個微生物——一種叫做蒼白螺旋體的微生物。

無論中世紀的歐洲還是明清的中國，都沒有什麼好的治療辦法。歐洲用水銀治療，中國用煉丹術。一九三〇年代發現了青黴素，同時發現青黴素對梅毒非常有效。隨著成功提純青黴素，批量生產，梅毒的發病率和致病力就都得到有效的控制。

梅毒在中國最早傳入到廣東，但是到了清朝末年，一直在中國的北方大地、蒙古草原上肆虐。五〇年代後，中國也能生產青黴素了，政府成立了驅梅大隊，深入草原，居然一舉消滅了梅毒，這在當時也算是奇跡了。然而，八〇年代以後，梅毒和淋病一起再次捲土重來。

梅毒是一種什麼疾病？梅毒是由蒼白螺旋體引起的慢性性傳染病。這是一句簡單的定義，可是人們花了五百年才搞清楚。

這句話包含的內容為，病原體是蒼白螺旋體並且通過性接觸傳染。

什麼是蒼白螺旋體？螺旋體是細長、柔軟、彎曲呈螺旋狀、能活潑運動的單核原生物。

小小螺旋體危害不小。當這個小傢伙進入身體後，會潛伏二～四週。在這四週大量繁殖，然後造成最初接觸部位的潰瘍，這種潰瘍一般為一～二公分，邊界整齊，邊緣凸起，質硬堅實叫做硬下疳。這是一期梅毒。

硬下疳發生四～六週後，這些螺旋體旋轉著身體通過淋巴系統游向全身。引起全身皮膚病傷害，也可侵犯內臟和關節。軀體四肢皮膚上會對稱出現症狀：斑疹、斑丘疹、毛囊疹等，肛門、生殖器官也會有扁平濕疣樣改變。這叫二期梅毒。一般會持續兩年。

如果沒有治療，病程持續兩年以上，那麼就是晚期梅毒。晚期梅毒會出現頭面部、四肢的梅毒疹，皮膚、口咽部的樹膠腫，上顎、鼻中隔的樹膠腫，鼻中隔穿孔、馬鞍鼻。會形成骨梅毒、眼梅毒，累及呼吸道、消化道、生殖器官；累及心血管發生動脈炎、動脈瘤、心臟瓣膜關閉不全。侵犯神經系統，表現為偏癱、截癱、失語、癲癇發作、語言和書寫障礙、人格改變。

皮膚傷害可以不經治療癒合，或者感染後不發生皮膚傷害，螺旋體潛伏下來，叫做潛伏梅毒。病程兩年以內叫做早期潛伏梅毒，病程超過兩年的叫做晚期潛伏梅毒。

如果胎兒期經過胎盤由母體傳染給胎兒，胎兒出生後就會出現胎傳梅毒。兩歲以內的叫做早期胎傳梅毒，表現類似二期梅毒；兩歲以上叫做晚期胎傳梅毒，表現類似三期梅毒。胎傳梅毒也可以表現為無症狀的潛伏梅毒。

在青黴素發現應用以前，可以看到梅毒幾十年的完整發展過程：從硬下疳、出疹子到身體各部位都損壞，最後癱瘓、發瘋甚至因急性心臟病而死。青黴素被廣泛應用於臨床後，非常典型的梅毒皮疹患者已經很少見了。我從醫二十餘年，只見過幾例有皮膚傷害的患者，兩例是二期梅毒疹。另一例患者是一期硬下疳，經過治療後潰瘍癒合，但可看到癒合後的瘢痕（當然更多有皮膚病傷害的患者去了皮膚科就診）。臨床更多的是潛伏梅毒，有時候甚至不能判斷是早期潛伏梅毒還是晚期潛伏梅毒，因為患者根本不知道什麼時候被傳染的。

梅毒感染後五～七天傳染力下降，甚至無傳染性。

雖然一百多年前已經認識到梅毒是由蒼白螺旋體引起，並在病人的組織中找到了這種螺旋體，在顯微鏡下看到螺旋體的真身，但臨床的診斷主要還是靠血清學檢查，也就是抽血化驗。臨床上分為篩查試驗和確診試驗兩種。篩查試驗陽性者要進行確診試驗。做這些化驗，不僅判斷是否陽性，還要測定滴度，以判定體內感染病原的多少，並作為治療效果、復發的判定。

梅毒螺旋體對抗生素非常敏感，因此目前各期梅毒還是首選青黴素，一般用普魯卡因青黴素或者芐星青黴素。對於青黴素過敏者用強力黴素。早期梅毒應用普魯卡因青黴素，連續兩週。晚期梅毒治療增加一週時間，一般皆能治癒。梅毒不僅會經性接觸傳染、母胎傳染，也會透過血液傳染，因此梅毒陽性者千萬不要捐血。

新興的惡魔——愛滋病

愛滋病（acquired immuno deficiency syndrome, AIDS）全名是後天免疫缺乏症候群，是人類免疫缺乏病毒（human immunodeficiency virus, HIV）引起。這個病毒會攻擊人體免疫系統，使免疫系統全面崩潰。

愛滋病的可怕之處是感染愛滋病病毒後再感染B型肝炎病毒、結核桿菌等其他致命性傳染病病原。免疫系統負責清除體內的腫瘤細胞，而人體在細胞正常的新陳代謝過程中會產生不正常的腫瘤細胞，這些腫瘤細胞很快會被自身免疫系統清除而不會發生腫瘤。一旦免疫系統崩潰，原本可以被清除的腫瘤細胞會迅速繁殖成強大的部隊，成為腫瘤組織，發展成為癌或者惡性腫瘤。因此愛滋病患者也非常容易發生各種腫瘤，包括比較罕見的腫瘤。

可以這麼說，HIV病毒是腫瘤細胞、病原微生物進入我方陣地的先遣部隊，使我方喪失戰鬥力。

一九八〇年代初，美國有五位年輕人先後患了不明原因的疾病，其共同特點是身體免疫力非常低，患有罕見的卡氏肺囊蟲肺炎或卡波西肉瘤。當時的治療完全無效，因此他們先後死去。他們的醫師將他們的案例報告給美國疾病預防與控制中心（Center for Disease Control,CDC）。一九八一年六月，CDC宣布發現了一種新的傳染性疾病，命名為後天免疫缺乏症候群，英文縮寫AIDS，翻成中文就是愛滋病。

這一次，人類沒有用四百年時間才確定病毒，僅三年，兩位前法國病毒學家法蘭索娃絲．巴爾．西諾西和呂克．蒙塔尼耶即於一九八三年在愛滋病患者體內找到了病毒——人類免疫乏病毒。他們與確定人類乳突病毒（HPV）是子宮頸癌元兇的德國病毒學家豪森一同獲得了二〇〇八年的諾貝爾生醫獎。

一九八五年，中國北京協和醫院第一次確診一例愛滋病患者。

人類自一九八〇年代發現HIV病毒後，一直在與愛滋病進行抗爭。雖然已經找到一些治療辦法，可以使愛滋病患者長期帶病毒生存，但依然沒有找到根治的辦法。

愛滋病既可怕又無法根治，所以預防很重要。幸運的是，醫學家、病毒學家已經對ＨＩＶ有了極其深刻的認識和瞭解，知道它是如何攻入人體內部。有了這些深刻的認識，就能將ＨＩＶ拒之體外。

ＨＩＶ攻入體內有三條途徑：血液、性和母親的胎盤。梅毒也是這樣進入人體的。

血液傳染

如果含有ＨＩＶ的體液、血液進入血液內，就會感染ＨＩＶ，比如輸血。如果捐血者有ＨＩＶ，受血者就會感染ＨＩＶ，進而發生愛滋病。那麼問題來了：捐血時不都要進行化驗嗎？感染ＨＩＶ者是不能捐血的啊！是的，捐血站會檢驗捐血者捐出的血液，但是感染ＨＩＶ後有個空窗期，在一段時間內，無法以目前的醫學方法發現這個病毒，這樣就產生了漏網之魚。醫學不斷進步，空窗期越來越短，但依然沒有成為〇天。因此輸血以及使用血液製品依然可能會感染愛滋病。血液透析、靜脈注射也能傳播ＨＩＶ，這也是血液傳播。醫院裏面靜脈注射都是使用一次性的輸液器、注射器，極少因此感染。但是靜脈吸毒者，往往共用注射器，因而是愛滋病的高發群體。

為了減少血行感染，不要沾染不良嗜好，盡可能避免輸血，醫師要嚴格掌握輸血原則（這是醫師的責任）。但救命的時候例外，關鍵時刻，輸血可以救命。

ＨＩＶ病毒不僅存在於身體血液中，也存在身體各種體液中，如唾液、尿液、眼淚等，還存在於組織器官中。因此，如果感染ＨＩＶ病毒就不能器捐。國外曾經發生器官移植導致ＨＩＶ感染的案例。一位器官捐贈者遭遇車禍，生前並未診斷出愛滋病，器官移植前，醫師也沒有做檢查。他的器官分別捐獻給五個人，術後五個人先後確診愛滋病，後經過調查，器官捐贈者是一名愛滋病患。

體液中雖然存在ＨＩＶ病毒，但是一般接觸，比如握手、親吻、共餐並不會發生ＨＩＶ感染。

性傳染

在醫學對ＨＩＶ不十分瞭解的時代，輸血導致的ＨＩＶ傳染一度占了很大比例。再後來，隨著性開放的意識增強，捐血、輸血的管控力度增強，性傳染導致的ＨＩＶ感染比例逐漸增加。

愛滋病最初是在同性戀人群中開始流行並逐漸蔓延。無論是同性性行為還是異性性行為都會導致ＨＩＶ的傳播。在性傳染中，男性同性性行為風險最高，其次是異性性行為。在異性性行為中，女性風險高於男性。也就是說，如果男性ＨＩＶ感染者與健康女性發生性行為，女性被感染的機率高於健康男性與感染ＨＩＶ女性發生性行為男性被感染的機率。簡單說，女性在性行為中扮演的是被動的角色，身體內容納男性的性器官，接受男性精液進入體內，因此感染風險更高。男性同性性行為中，被動角色感染的風險高於主動者。

母胎傳染

ＨＩＶ可以通過胎盤傳染給嬰兒，這是一個悲傷的事實。母親感染ＨＩＶ，胎兒就可能是一個先天性的愛滋病患者。目前很多兒童愛滋病患者的感染原因就是母胎傳染。不僅愛滋病會發生母胎傳染，Ｂ肝、Ｃ肝、梅毒等也會發生母胎傳染。可喜的是，目前雖然不能將母親身體的ＨＩＶ數量降低為〇，但是一些抗病毒的藥物，可以將母親體內的病毒降低到安全懷孕不傳染給胎兒的程度。因此，一個愛滋病媽媽也可以擁有一個健康的胎兒。愛滋病女性是否可以懷孕？首先要身體各項功能正常，其次血液內病毒沒有活躍的複製。愛滋病媽媽懷孕後，要定期檢查病毒含量，孕期要進行藥物的阻斷治療。

愛滋病的診斷目前不難。抽血檢查抗HIV抗體後可在一～二天內確診。如果確診，需要在感染科就診、治療。治療是長期的，目前愛滋病患者經過治療後，部分可以長期維持攜帶病毒狀態而不發病。

預防性傳染病

梅毒和愛滋病可以通過血液傳染、胎盤傳染，更主要的是通過性傳染，而成年人衣原體、淋球菌基本僅通過性接觸傳染，因此怎樣才能有美好的性而不感染這些疾病？

少性伴。性伴侶越多，被感染的機會越多。性伴侶不穩定的人群是性傳染病的高發人群。少性伴不僅自己可以減少性病發病的機會，也減少感染別人的機會。

使用保險套。保險套可以有效隔絕細菌和病毒，目前已經證明，保險套對預防性傳染病非常有效。如果不能做到只有單一性伴侶或者即便自己只有一個性伴侶，但不能保證伴侶只有單一性伴侶，那麼就一定要使用保險套保護自己。尤其對性伴侶比較陌生，不太瞭解其健康狀況時，一定要堅持使用保險套。

正確使用保險套。保險套必須正確使用才能有效防病。很多男性不喜歡使用保險套，因為保險套會減少性快感，因此會在射精前才匆忙帶上。這種方法無論是防病還是避孕都非常不安全。正確的方法是，在生殖器官接觸之前就要使用保險套。打開包裝時，防止尖銳物品損傷保險套。打開後，捏住保險套前端的儲精囊，卷邊朝外，向陰莖根部打開。保險套已經有潤滑油，無須額外使用潤滑油。性交結束，在陰莖疲軟前，捏住陰莖根部，連同保險套一同抽出陰道。

在對方健康狀況不明的情況下，不要口交。無論誰為誰口交，都有可能感染梅毒、愛滋病，也可能導致淋球菌性咽炎。

及時檢查和阻斷治療。在明確一方患有梅毒、愛滋病的情況下，一旦保險套破裂或者無保護的性行為後，要及早進行檢查或者阻斷治療。

治癒後再發生性行為。衣原體、淋球菌和梅毒都是可以治癒的疾病，一旦發現要及時治療。未治癒前必須使用保險套或停止性行為。治癒後才可以考慮生育。

如果孕期診斷發現這些疾病，一定要進行治療，防止胎兒以及新生兒的感染。

愛滋病患者受孕和懷孕也是一大問題。在目前醫學條件下，愛滋病無法治癒。若一方患有愛滋病怎麼辦？終生使用保險套？為了防止傳染愛滋病給性伴侶，終生使用保險套確實更安全。但怎麼懷孕？

科學的昌明，使我們有了辦法。如果男方患有愛滋病可以進行試管嬰兒。這樣可以最大限度降低女性在受孕中感染的可能性。愛滋病是傳染性疾病，不是遺傳性疾病，精子和胚胎中不會有ＨＩＶ。而如果是女方患有愛滋病，可以考慮進行人工授精懷孕。孕期進行抗病毒治療也能防止胎兒感染愛滋病。

避孕——人生大事要計畫

安全的性行為不僅能防止性傳染病，還有一項很重要的內容是防止意外懷孕。

婦產科醫師經常在門診見到一部分人用盡各種辦法而求子不得，而另一部分人卻無心插柳柳成蔭，一次次來醫院做人工流產。女性進入青春期以後，就有了生育能力，十八歲以後，就是育齡女性。如果不採取避孕措施，一個月經週期內就有二十五％的人會懷孕。

意外懷孕的危害

中國是人工流產大國。尤其是在一九八〇年代以後，由於計劃生育政策、性意識開放、避孕知識不足、缺乏避孕相關服務等，人工流產的數字持續居高不下。目前人工流產的主要人群是年輕、未婚的女性。有很多無良醫院大肆鼓吹各種人流技術的無害，卻較少有人講述避孕知識，這讓很多年少無知的女孩真的以為人工流產很安全。其實不然，人工流產、引產會有各種嚴重的併發症。

難以處置的懷孕

很多女孩子未婚先孕，害怕父母責問、害怕流言蜚語，不敢向親人、老師求助。但懷孕不像懷才，懷才可能一輩子都不會有人發現，而懷孕，總有一天會分娩或者被人發現。這些無助的女孩通常會選擇地下診所、小醫院甚至在家自行解決。這樣的處置方式常常釀成大禍。

二〇〇六年，我接診了一個女孩。她十八歲，還是一個學生，被同學送到醫院。她有一個男朋友，也是剛成年的學生。他們感情快速升溫，如膠似漆，因難以把持，很快就有了第一次的性接觸。但之前沒做任何準備，包括性知識的準備。幾個月後她發現自己不來月經了，心裏惴惴不安，但不敢向任何人求助。既不安又懷揣著僥倖，這樣過了幾個月，肚子越來越大，她和他依然不知道該怎麼辦。日子一天一天過去了，有一天她突然肚子痛，在學校的廁所裡分娩了。

她雖然沒有任何分娩相關知識，但出奇的鎮定，把奄奄一息的孩子、胎盤裝到塑膠袋裡，扔到樓下草叢，然後回到宿舍。回到宿舍，躺在床上，她的臉色越來越差，陰道內血液止不住地流。宿舍室友不明就裡，但知道陰道出血送到婦產科總是沒有錯的。

進行檢查時發現，她的會陰發生了損傷，血就是從這個傷口不斷流出。醫師看一眼就知道她發生了什麼，她無法隱瞞。醫師給她縫合了傷口、用了抗生素預防感染，同時報警，通知家長。員警找到了塑膠袋裡的嬰兒。但為時已晚，嬰兒已經沒了呼吸。她從醫院出去以後，還要面臨法律的拷問。

這樣極端的例子其實不少見。曾有新聞報導，女孩在小旅館裡分娩，無人看護，結果產後大出血死亡。即便不是這樣慘烈，即便選擇正規醫院進行手術，人工流產依然對健康有非常嚴重的危害。

人工流產的害處

人工流產是指用人工的方法終止妊娠。人工流產包括藥物流產和手術流產，既包括孕早期的流產也包括妊娠中期的引產。人工流產的危害既包括流產當時產生的急性併發症，也包括由這些併發症產生更長期的不良影響。

感染是流產後最常見的併發症。女性的陰道和子宮頸有自然的保護機制防止感染，因此即便有性生活也不會經常發生嚴重感染。保護的機制包括女性陰道的自然菌群、酸鹼度、子宮頸的閉合、子宮頸的黏液栓以及每月一次月經血的流出。但是如果進行人工流產以及其他手術（如子宮腔鏡、子宮造影、診斷性刮宮），都可能破壞這個保護，破壞子宮頸的屏障引起感染。經血是從內向外流，而手術器械是從外向內放置，因此有很大可能導致感染。很多人一次流產後導致不孕，多與人工流產後發生了輸卵管感染、黏連、堵塞有關。

任何手術都有風險，哪怕是小小的人工流產。子宮穿孔、腸道損傷也是比較常見的併發症。子宮看起來很結實，能被胎兒撐得如氣球般也不會破裂，但實際上又非常脆弱。人工流產中，時常有探針和吸頭等手術器械，穿過子宮肌層進入腹腔。子宮的肌層有收縮功能，大多數的子宮穿孔並不會致命，但人工流產使用的是負壓吸引器，如果這個負壓吸頭進入了腹腔，可能會吸進腸管，造成腸管損傷。

曾經有一家醫院發生過這樣的事件。醫師在人工流產術中感覺到子宮有損傷，患者也入院觀察，最初並沒有明顯症狀，醫師不能判斷腸道是否有損傷，只能進行觀察。一天後，患者開始發熱、腹痛，很快就陷入感染性休克。用了大量抗生素後，還是開腹進行手術治療，手術中發現腸道穿孔，糞便使腹腔發生了感染。花了十幾萬元，做了手術，住在加護病房一個多月才康復。因為腸道內的細菌很快就會感染腹腔造成感染性休克，如果不及時治療，可能會引起死亡。也許大家會認為這是醫院的責任、醫師的責任，但無論是誰的責任，受傷害的都是患者。而且這種併發症的發生，無論醫師怎麼小心、技術如何嫻熟、如何有責任心，都不能百分百避免，唯一能避免的方法就是不去做人工流產。

大多數流產出血不多，但有個別情況下會出血不止，出現失血性休克。尤其是忽略了剖腹產切口懷孕、子宮頸懷孕等，往往造成嚴重出血，需要緊急手術治療。

遠期的併發症

子宮腔黏連是常見的併發症，這個併發症不致命，不影響健康，但是會嚴重影響懷孕。重度的黏連治療起來非常棘手。懷孕後黃體素值非常高，黃體素會抑制子宮內膜生長，刮宮會破壞子宮內膜基底層，術後，一旦子宮內膜沒有生長再發生子宮內膜的感染，就會形成宮腔黏連。子宮內膜被破壞或者發生黏連，常導致不孕。有些人一次人工流產導致宮腔黏連，需要做很多次手術來修補，最後還是懷孕失敗。輸卵管黏連，可以採用試管嬰兒技術繞過輸卵管懷孕，但是如果子宮腔黏連、內膜過度損傷，就不能自己孕育胎兒。當然最新的技術可以移植別人的子宮，但那不是每個人都能得到的機會，而且代價很昂貴，治療過程也很慘痛。

感染、損傷引起的子宮內膜黏連、輸卵管堵塞都會造成不孕。前次懷孕還可能引起免疫性的不孕。胎兒相對於媽媽是外來物種，會在媽媽體內產生一些抗體，這些抗體就可能攻擊下一個胎兒。《威廉姆斯產科學》（*Williams Obstetrice*）中有一句話：每一次懷孕都會在媽媽身上留下印記，只是醫師不一定查得到。

流產也可能導致下一次懷孕胎兒著床位置異常。多次流產後很容易在再懷孕生育時發生胎盤前置、植入性胎盤等，分娩時會發生大出血。所以如果有多次流產史，懷孕分娩的時候，不要對醫師隱瞞。隱瞞病史將鑄成大患。

並非每一次懷孕都是正常的懷孕，不正常的懷孕就不是簡單的藥物流產和人工流產所能解決。懷孕有可能是子宮外孕。胚囊迷失了方向，著床在子宮外或者子宮剖宮產切口處，叫做子宮外孕。子宮外孕可能導致輸卵管破裂、腹腔內出血、休克。即便是早期發現的子宮外孕，也要用手術方法，比如腹腔鏡、開腹手術清除胚囊。

意外懷孕也可能發生葡萄胎等滋養細胞腫瘤。尤其年齡大的女性懷孕發生葡萄胎的概率更高。而葡萄胎後也有可能發生侵蝕性葡萄胎和絨毛膜癌等滋養細胞腫瘤。葡萄胎後要隨訪一～二年，而一旦發生滋養細胞腫瘤，要進行痛苦的化療，甚至需要手術切除子宮。

二〇一二年，我接診一位絨毛膜癌患者。四十六歲的她自認為已經進入更年期，懷孕的可能性極低，因此根本沒有採取避孕措施，結果竟順利懷孕了。尿檢確定懷孕後超音波卻看不到胚囊，僅僅發現宮腔內布滿了雪花狀的回聲。醫師診斷是葡萄胎，進行了清宮手術。清宮後，病理報告診斷為絨毛膜癌。考慮到她的年齡，因此做了全子宮切除術，術後還進行了六個療程的化療。

經過了六個療程的痛苦化療，她頭髮掉光、身體消瘦、形容枯槁。相比之前白白胖胖，皮膚光澤、有彈性，根本看不出四十六歲的年紀。雖然她的絨毛膜癌最後通過手術和化療治癒了，可是她的這場無妄之災完全可以通過一枚保險套來避免。

所有流產，包括一些無良醫院宣傳的無痛、可視、無損傷的流產，都是流產，都可能發生上述的併發症，都有可能帶來不可彌補的損傷。

選擇避孕方法——總有一種適合妳

為什麼那麼多人沒有採取避孕措施？我在與臨床患者和網友的交流中瞭解了一些原因：

無知。主要是年輕的男女，未掌握避孕知識，但經不住誘惑，所以在無保護情況下發生了性行為。想生育的人可能會不孕，但這些年輕人可能一次就懷孕了。

對男人太過遷就。未婚男女，剛剛開始性生活，自然也沒有採取長效的避孕措施，保險套是比較合適的選擇。但保險套使用最大的障礙是男性，大多數男性都不喜歡保險套，因此女孩往往會遷就，結果就是意外懷孕、人工流產。

僥倖心理。很多人也許幾年沒有懷孕，懷著僥倖的心理認為不會懷孕，所以不採取避孕措施，結果就意外懷孕，不得不流產。心懷僥倖的以中年女性居多。

擔心避孕措施的危害。擔心避孕措施危害的人還真不是少數。過去的人沒有更多可選擇的避孕方法，或者由於政策原因被迫做出選擇，反倒不猶豫，可是現在政策寬鬆了，選擇的餘地多了，很多人在各種避孕措施的比較、猶豫中再次懷孕了。擔心避孕措施危害的根本原因還是欠缺避孕知識。

隨著人類的進步，男女平等，女性更多地參與社會活動，家庭生育多個子女的願望在下降，因此促使各種避孕措施的誕生。

男用保險套、女用保險套、子宮頸帽、外用殺精劑、複方口服避孕藥、單黃體素口服避孕藥、長效避孕針、避孕環、皮下埋置劑、女性輸卵管結紮術、男性輸精管結紮術、安全期避孕法、體外排精……林林總總看得人眼花，到底要選哪一種？聽人說都有副作用，怎麼選？在不斷的選擇猶豫中……哇！懷孕了！

別猶豫了。這麼多的避孕方法，總有一款適合。到底怎麼選？以下將分析各種避孕方法的優缺點、避孕機制以及適用情況。

保險套。分男用和女用，男用較常見。避孕機制就是屏障作用，物理阻隔精卵相遇。

優點是可以防止性傳染病的傳播。缺點是男用保險套降低男性的敏感度，因此是很多男性棄選的原因。但同時可以延長男性的性交時間，如果有早洩者，可以有助治療。

適合所有可以進行性生活的人，尤其適合有性傳染病者，如愛滋病、淋病、梅毒等，也適合男方有早洩者。也是臨時性伴侶、婚外性、婚前性、性生活頻率較低者的首選方法。沒有出現和保險套有關的副作用。但要注意，正確使用是提高避孕效率和防病效率的關鍵。

外用殺精劑。一般是避孕藥膜、栓劑等，性接觸前放置陰道內。避孕機制是在陰道內起到殺精的作用。優點是方便，缺點是不防性傳染病。藥物融化後有一定的刺激性，有可能發生陰道黏膜損傷，是效果最差的避孕方法之一。只要對藥物不過敏都可以使用。要注意的是性交前放置，放置要深入，性交後不要過早清洗陰道內部。

複方避孕藥。一般指口服短效避孕藥。複方是指含有雌激素和黃體素兩種成分。短效是指需要每天口服。一般一個月經週期二十八天，需要口服二十一天。有七天停藥或者服用安慰劑。是市面上最多的避孕藥品種。通過抑制排卵、增加子宮頸的黏液栓起到避孕作用。優點是能非常準確控制月經週期，不易引起月經過多。缺點是需要每天服藥。那些記憶力不佳者，可能會發生漏服。

短效口服避孕藥並不適合所有女性，有急性血栓形成、嚴重高血壓、肝衰竭、肝硬化晚期、凝血功能障礙、抗磷脂綜合症者慎用甚至禁止服用。雌激素需要經過肝代謝，如肝功能異常，影響雌激素代謝，會使得雌激素在體內蓄積。雌激素會增加血栓風險，因此不適合有血栓高危者選用。三十五歲以上吸煙女性，也是血栓高危人群。未控制的糖尿病、高血壓患者都不是適合人群。乳癌、子宮內膜癌等雌激素依賴性腫瘤患者禁用。產後六個月內的哺乳期禁用，因為雌激素可以通過乳汁影響嬰兒，六個月後，由於母乳不再是嬰兒唯一的食物，對嬰兒影響降低，因此可以選擇短效口服避孕藥。產後三週內因血栓風險高，因此未哺乳也慎用。如果口服抗癲癇藥物及利福平會降低藥效，增加失敗率。

無上述疾病的健康人群都適合服用短效口服避孕藥。三十五歲以下女性、四十歲以下不吸煙女性非常安全。如果體檢無異常，可以服用至停經。更適合無禁忌的月經過多、月經失調患者，可以保護子宮內膜，防止月經過多。子宮內膜過度增生患者也適用。需要注意的是，年紀大的女性需要定期體檢。

每月注射針劑。含有雌激素黃體素兩種成分的長效避孕針，也是通過抑制排卵來避孕。優點是長效，不需要每日服藥；缺點是不能防止性病，會導致閉經、月經期延長、不規則出血等，有可能導致體重增加。

產後三週內、哺乳期六月內、乳癌、嚴重肝疾病、高血壓、糖尿病病程長者不適合複方的長效避孕針。三十五歲以上且每天吸煙超過十五支者慎用。

幾乎適合所有健康的人，包括高齡、吸煙、靜脈曲張者。需要注意的是，停藥後生育能力恢復會延遲一個月，因此短期內需要生育的人要慎重選擇。

單孕激素避孕藥。只含有黃體素成分的口服避孕藥。依然是通過抑制排卵、使子宮頸黏液變稠，阻止精子進入宮腔而起到避孕作用。

優點是不含雌激素成分，可以在哺乳期使用。缺點是可能引起月經異常，包括不規則出血、頻繁的陰道出血、閉經等，而且不能防止性病。

適合所有女性，並且較安全，包括產後四～六週後哺乳期、高齡、吸煙者，血栓或乳癌手術五年後患者等。如有漏服，需及時補服藥物。

單孕激素避孕針。含有一種黃體素成分，長效。同樣是抑制排卵、增加子宮頸黏液栓。

優點是適用廣泛、長效，不需要每天服藥，約三個月注射一次，哺乳期可以使用；缺點是體重會增加，有可能引起月經失調、閉經、不規則出血、點滴狀出血。

適合所有人群，包括產後四～六週哺乳期、高齡、吸煙者，血栓或乳癌手術五年後患者等。停藥後恢復生育能力會延遲數月，短期需要生育者慎用。

含銅避孕環。作用機制是在宮腔內形成局部的非感染性炎症而避孕。大家不要害怕炎症二字，只有炎症才能阻止受精卵著床，才能避孕。

優點是長期放置，一般五年有效，適合不太關心自己、記憶力不佳的人；缺點是放置、取出需在醫院內進行小手術。不能防止性病的傳染。含銅避孕環會導致月經量增加。

患有急性骨骨盆腔炎者不適合放置避孕環，月經量多者不適合放置含銅避孕環。適合無骨骨盆腔炎、陰道炎，需要長期避孕措施者。

放置避孕環後需定期檢查，注意防止環脫落、移位。偶有發生環串門至腹腔、膀胱、直腸等子宮鄰居家的。如果月經延遲，也要檢查確認是否帶環懷孕。停經後要及時取出。停經後子宮萎縮更容易發生環嵌頓在子宮肌層甚至移位的現象。

含孕激素宮內避孕器（中文名稱曼月樂）。與含銅避孕環有相同作用，同時緩慢釋放藥物在子宮局部，也起到防止受精卵著床的作用。

優點也是長期放置，同時釋放的藥物可以治療月經過多、子宮腺肌症、痛經。缺點是月經減少和閉經。這在醫師看來不是缺點，是治療的效果，但有些患者會認為是缺點。另外可能引起月經間期的點滴狀陰道流血，一般情況不影響生活和健康。與含銅避孕器一樣不適合患有骨盆腔炎的患者。

適合沒有骨盆腔炎、陰道炎、急性子宮頸炎的女性，同時適合月經過多、子宮腺肌症、子宮內膜增生患者。同含銅避孕器一樣，需要定期檢查環的位置。目前有兩種規格的避孕器，主要含有的藥物劑量不同，因此有效期也不同，分別是三年和五年。

皮下埋置劑。一般在手臂處皮下埋置二～六根柔韌的小管，管內有藥物緩慢釋放，藥物釋放完全後，將小管取出。根據藥物的劑量不同，而有效期不同，有三年和五年之別。

和含黃體素宮內避孕器一樣緩慢釋放高效黃體素達到抑制排卵的作用，是最有效和長效的方法之一。缺點是需要手術放置和取出，可能導致閉經、點滴狀出血、不規則出血。

乳癌、嚴重肝功能異常者要慎重使用。幾乎對其他所有人群都安全、適用。偶爾可見埋入部位感染或者埋置劑脫出。

安全期避孕法。是指根據月經規律或者根據子宮頸黏液性狀判斷排卵期，在排卵期前後三～四天的非安全期內採取避孕措施或者禁欲，在安全期不採用任何避孕措施的方法。

避孕機制：時間錯開防止精卵結合。

優點：無避孕措施相關副作用。

缺點是需要培訓才能學會通過觀察子宮頸黏液性狀判斷排卵期，如果判斷失誤會導致避孕失敗。不適合月經失調者，因為月經週期不規律很難準確判斷排卵期。

適合月經週期規律者，伴有內科、婦科疾病不適合其他避孕措施者。

注意事項：如果執意採取這種辦法，一定要先學會判斷準確。

給大家講一個小故事：有一天門診，同時來了兩位患者，一個要求看不孕症，另一個要求人工流產。看不孕症的患者，自己算排卵期，在安全期內休息，忍著不過性生活，懷孕的「危險期」內安排性生活，以節省子彈增加命中率，我仔細幫她算過月經週期和排卵期，看過她相關檢查，確定她是有排卵的，而她自己預測的排卵期比實際排卵期晚了一週。也就是說，在易懷孕的高危險期，她一直禁慾，到了安全期才開始性生活，因此一直不孕。即便能夠準確確定排卵期，這樣的安排大可不必。我讓夫妻二人回家，不要太刻意將精力集中在排卵期。兩個月後，他們來報喜說懷孕了。另一個患者用安全期法避孕，在自己計算的安全期內任意進行毫無防護的性生活，只在所謂的高危險期才用保險套。在毫無準備之下懷了孕，只好來做流產。

如果不掌握正確的知識，很難準確判斷安全期，無論用來避孕還是用來促進生育，都可能失敗。

體外排精。顯而易見是為了讓精卵永不相見。優點是無避孕方法本身的副作用，但需要男方有較好的控制能力。在男性射精前的分泌物中，可能會存有精子，因此即便是控制力極佳，也可能有精子偷偷溜出去和卵子約會。

較適合性生活頻率低者。不適合患有或疑似有性傳染病者。一旦失敗，需採取緊急避孕措施。

緊急避孕。是指在無保護性生活或者避孕失敗（保險套脫落、破裂）後三～五天內採取的避孕措施。很多藥物都可以作為緊急避孕藥（性生活後三～五天放置宮內避孕器也可以作為緊急避孕措施。不在本節討論範圍之內）。緊急避孕藥物可抑制排卵、防止受精卵著床。

優點是藥物不會引起流產，如果已經懷孕或者避孕失敗也不會出生缺陷。缺點是易引起陰道出血、月經失調。幾乎適用所有女性。越早服用緊急避孕藥效率越高，但不能將緊急避孕藥作為常規避孕藥。

輸卵管結紮術。阻斷精子卵子相遇而達到避孕的效果。安全、永久和方便。缺點是需要手術，復通也需要手術。復通困難，價格昂貴。適合完成多次生育、年紀偏大的女性。不適合年輕未生育女性，以及患有嚴重的肝腎、心臟疾病不能耐受手術與麻醉者。

有極少數手術失敗發生輸卵管再通或通而不暢，導致懷孕甚至子宮外孕的。因為是極少數，不必為此擔心，更不是放棄的理由。但由於目前大多數家庭為獨生子女，因此較少選用此方法。

輸精管結紮。機制也是阻斷精子卵子的相遇而達到避孕。輸精管結紮後，男性的精液中無精子。

優點是安全、永久和方便。缺點依然是需要手術，再通也需要手術。複通困難，昂貴。

適合多子女家庭，年紀偏大的男性；不適合患有心肺疾病不能耐受手術和麻醉的男性。

極少數結紮失敗導致女性懷孕，但不會直接引發子宮外孕。手術三個月後才能達到完全避孕效果，因此三個月內要同時採取其他避孕措施。

輸精管結紮手術不影響男性性功能、不影響性慾、不切除睪丸、不是變性、不影響男性勞動能力、不會引起疾病。

這麼多的避孕方式只有兩種需要男性使用，一個是保險套，另一個是輸精管結紮。

保險套應用比較廣泛，但仍然會有些男性因為快感減弱而不願意接受。男性應該學會使用、經常使用保險套。這是沒有任何副作用、避孕效率高、能預防性傳染病的避孕方式，對男性和女性都有益。

進行輸精管結紮者比輸卵管結紮者少之又少，原因是男性認為會影響性功能，其次是由於女性的無私奉獻，寧可自己去做手術，也要保全男性的健康和面子。之所以認為輸精管結紮術會影響健康和性功能，是由於缺乏相關知識。

科技、醫學的進步，已經讓我們人類的受孕率不斷提高，胎兒、新生兒存活率不斷提高，不需要像魚、青蛙一樣廣泛撒種，男性要注意防止到處遺留DNA。

避孕失敗後主要是女性遭受流產的痛苦、身體的損害，因此女性更要重視避孕。但是男性也應該重視避孕，一旦意外使女性懷孕，自己也會受到傷害。雖不傷害身體，但會傷害心靈、傷害家庭、傷害事業、動搖社會地位。愛她，就要有擔當，建議各位男士要勇於承擔避孕的責任。

讀到這裡，大家會明白一些選擇避孕方法的原則，但最終選擇哪一種合適的避孕方法，尤其是長效的避孕方法，要聽取醫師的建議。選擇避孕措施，要結合健康狀況、年齡、婚否、性生活頻率、生育計畫等情況進行個體化的選擇。一些避孕方式非常安全，沒有醫學禁忌，但有些避孕方式，一定要身體條件允許的情況下才能選擇。

避孕方法在避孕之外的額外好處

其實在避孕、防止意外懷孕之外，這麼多的避孕措施和方法還有額外的好處。這些好處有時還會成為主要作用。避孕還有哪些額外的好處呢？

防止性傳染病。這在前面已經詳細向大家介紹過。保險套在防止性傳染病中功不可沒，其作用無可替代。現代的保險套，材料密度大，質地薄，在不影響性快感的同時，可以物理阻隔精子、細菌和病毒。使用保險套可以有效預防愛滋病、梅毒等性傳染病。除了保險套，一些避孕藥也有防止女性生殖器官感染的一定作用。藥物中的黃體素成分，可以增加子宮頸的黏液栓分泌，對防止病原菌進入宮腔有一定作用（對於嚴重的性病，用這種方法預防傳染還是不夠確切）。

保持月經規律、**減少月經量**。很多女性月經週期不正常，比如青春期、更年期女性以及多囊性卵巢症候群的患者常常出現月經推遲、閉經和月經量增多。這些疾病都需要進行人工週期。所謂人工週期就是模擬卵巢分泌雌激素和黃體素的週期，進行口服激素治療，保證月經按照預定時間來潮。月經能按時來潮，月經量也不會增多。短效口服避孕藥就能起到人工週期的作用，因此現在臨床醫師常常給暫時不需要懷孕的女性口服短效避孕藥進行人工週期，服用方法方便。

降低雄激素。高雄激素是多囊性卵巢症候群的一個症狀之一。高雄激素表現為多毛，尤其是口周、乳暈以及小腹部有粗長硬的毛髮，高雄激素的另一個表現是復發性的痤瘡，臉部、後背、前胸此起彼伏的青春痘，嚴重的會遺留瘢痕。而治療女性高雄激素最好的藥物就是黛麗安糖衣錠。這是一種短效口服避孕藥，是常用於治療多囊性卵巢症候群的高雄激素藥物，同時也能保持月經規律。

降低子宮內膜癌的發病率。青春期、更年期和多囊性卵巢症候群患者，由於月經稀發而容易發生子宮內膜的過度增生甚至子宮內膜癌變。而服用短效口服避孕藥，可同時補充黃體素（避孕藥中有黃體素），保護了子宮內膜，月經也能按時來潮，因此可以降低子宮內膜癌的發病率。其他方法如曼月樂環、皮下埋植、單純黃體素避孕藥也能起到降低子宮內膜癌發病率的作用。

降低卵巢癌的發病率。卵巢癌的發生和排卵有關，排卵時，卵巢的上皮組織發生破裂，修復過程中可能發生惡變。同時輸卵管、子宮內膜和子宮頸內膜來源的惡性細胞可能種植在卵巢的排卵孔內，排卵次數增多，發生卵巢腫瘤的概率增加。服用避孕藥後，抑制了卵巢的排卵，減少卵巢產生排卵孔的數量，也不需要反覆進行修復，因此會降低卵巢癌發生率。

緩解痛經。很多女孩進入青春期後就開始痛經，也有些人因為患有子宮內膜異位症和子宮腺肌症而痛經。痛經和卵巢排卵有關，而服用避孕藥可以抑制排卵，因此痛經也可以得到緩解。臨床上更常用曼月樂環來治療子宮腺肌症的痛經和月經過多。

避孕藥具可以同時獲得這些額外的好處，因此醫師常用避孕藥治療疾病。而保險套更是預防愛滋病的利器。

惡性腫瘤——不該盛開的花

女性生殖系統最常見的惡性腫瘤是子宮頸癌、子宮內膜癌和卵巢癌。以下就分別談談如何預防這三種癌。

甜甜圈保衛戰——預防子宮頸癌

子宮頸癌是女性生殖系統發病率最高的腫瘤，在女性的惡性腫瘤中僅次於乳癌。

談到子宮頸癌，要先認識HPV。

作惡多端的罪犯——HPV

先介紹一下接下來登場的人物——引起子宮頸癌的元兇，中文名人類乳突病毒，英文名：HPV（human papillomavirus）。這罪犯很洋氣吧？

HPV是近二十年來耀眼的明星級病毒之一，另一個是HIV。二〇〇八年德國的病毒學家豪森研究證實，HPV感染是子宮頸癌的元兇，因而獲得諾貝爾生醫獎。同年，兩位法國科學家因發現HIV病毒，與豪森同時分享諾貝爾生醫獎。

HIV是一九八三年才發現的一顆冉冉上升的新星，而HPV則是老牌明星，在中國隋代就有醫學文獻描述了尋常疣的形態，直到一九〇七年才在人們皮膚疣中發現了HPV。到了一九七六年，豪森醫師提出性傳播因素導致子宮頸癌，隨後他花了十幾年時間，於一九八四年在子宮頸癌組織中發現了16型、

18型HPV，並最終證實HPV是導致子宮頸癌的原因。

既然是老牌明星，一定在舞臺上表演很久了，我們看看它都是以什麼形式出現的。HPV最主要的是引起皮膚的各種疣，尋常疣、傳染性軟疣、蹠疣、掌疣、扁平疣、尖銳濕疣等。

這些疣外形各異。為什麼都不一樣呢？因為HPV是個大家族，分很多型，分工不同，有些會導致軟疣，有些導致尖銳濕疣，有些導致蹠疣，有些導致扁平疣。這些叫做疣的都是良性病變，雖然難看、噁心、痛苦，但尚不致死，可以算作HPV的頑皮。但有些HPV家族成員會導致子宮頸癌、陰莖癌、外陰癌、肛門癌、皮膚癌、喉癌、食道癌等，這些HPV不僅頑皮，簡直是作惡，而且是作惡多端。

作為明星級的病毒，肯定需要很大的舞臺。HPV的舞臺就是我們的皮膚和類似皮膚的組織。類似皮膚的組織就是口腔黏膜、咽喉部黏膜、食道黏膜、陰道壁、子宮頸黏膜等。醫學上把這個病毒叫做嗜上皮病毒。HPV只存在於上皮組織內，不會像HBV（hepatitis B virus，B肝病毒）、HIV（人類免疫缺陷病毒）進入血液中，隨血液流動擴散全身，也不會像單純皰疹病毒、狂犬病病毒那樣侵犯神經，沿神經走行擴散（叫做嗜神經性病毒）。

HPV僅僅侵犯它接觸的上皮組織。上皮組織接觸了病毒，才有機會感染。

HPV家族龐大、品種繁多、致病花樣豐富，廣泛存在自然界中。約八〇%的女性一生中生殖器官都感染過HPV病毒，如果包括其他部位則更多。

HPV廣泛存在，為什麼只有有過性生活的女性會感染生殖器官的HPV？

感染HPV有三個條件：接觸HPV、接觸部位有微小創傷、局部免疫異常。

常言道，蒼蠅不叮無縫的蛋，一個完好的皮膚屏障，也不易發生HPV感染。性行為是男女生殖器官的接觸摩擦，會導致生殖器官皮膚黏膜的微小創傷，這為HPV感染創造了進一步的條件。再比如，很多人喜歡洗澡的時候用搓澡巾用力搓洗皮膚，結果發生了皮膚部位元的病毒感染。手經常會有損傷；腳掌在鞋裡經常會受到擠壓、摩擦，尤其鞋子不合適、鞋底較硬的時候，因此手足易發生疣。

還有些其他病原的感染會導致皮膚的破潰，直接破壞皮膚的屏障。比如，梅毒感染後發生了生殖器的硬下疳，生殖器官表面破潰；口唇、外陰單純皰疹病毒感染後出現的局部潰瘍等，如果此時接觸了HPV，將更容易發生HPV的感染。如果同時存在其他的病原感染，局部的免疫力就會受到破壞。比如子宮頸或者陰道感染淋球菌、衣原體，存在黴菌性、滴蟲性陰道炎等。

與女性相關的HPV很多，根據與子宮頸癌致病的相關性，確定高危型十二個，可能高危型八個，確定低危型十一個。低危型和子宮頸癌無關，但和外陰、陰道的尖銳濕疣有關，和其他部位的各種疣有關。常見的高危型HPV為16、18、33、35、52、56、58型等。八十五%的子宮頸癌是由16型和18型引起，因此是最高危的HPV。6型和11型是常見引起外陰尖銳濕疣的低危型HPV。

說起子宮頸癌，其實我們可能不陌生，李媛媛和梅豔芳是我在講子宮頸癌預防時每次都會提到的兩個明星。二〇〇〇年和二〇〇三年她們都因為子宮頸癌英年早逝。

她們擁有那麼好的經濟條件，可以獲得更好的醫療資源，但最終還是不治。她們每一個人去世時都掀起小小的婦科體檢高潮，人們開始重視體檢。這也是明星身後最後一次為健康代言。

子宮頸是什麼器官？子宮頸癌是什麼疾病？子宮頸是子宮的開口，位於陰道頂端，精子從這裡進入，胎兒從這裡娩出。醫師體檢時，用個特殊的檢查器具——窺陰器就能看到。取一些表面的脫落細胞（TCT）進行更仔細的觀察（陰道鏡），進一步取出一小塊組織進行活檢，這些都不太困難，比胃癌、肝癌、結腸癌更容易診斷。那些器官的腫瘤有時採用CT、核磁共振、PET-CT、抽血、胃腸鏡等還未必能明確診斷。

子宮頸上的腫瘤比較容易檢查，因此很久以前，就開始了子宮頸疾病的普查。

子宮頸長什麼樣？真的很像甜甜圈啊。預防子宮頸癌，就是打一場甜甜圈保衛戰。

子宮頸癌發生三部曲

高危型HPV是導致子宮頸癌的元兇。但是HPV感染和子宮頸癌之間需要長時間以及複雜的機體變化。免疫系統勝利了，HPV就被清除了，大多數三十歲以前的HPV感染是這個結局。如果HPV勝利了，長期感染子宮頸，就會發生子宮頸上皮內瘤樣病變（cervical intraepithelial neoplasia, CIN）和子宮頸癌，少部分人是這個結局。

從HPV感染到發生子宮頸癌是個漫長的過程，一般來說需要十年。三十歲前性活躍期是HPV感染的高峰，子宮頸癌在四十歲以後開始增多，四十五～五十五歲達到高峰。子宮頸癌發病有提前的趨勢，過去的發病高峰在五十五～六十五歲之間，原因是性成熟變早，開始性行為時間提前。這是平均數，不是絕對數，有些人這個時間比較短，發病比較早。我接診過最年輕的子宮頸癌患者是二十五歲。

HPV導致子宮頸癌要經過感染—CIN—子宮頸癌三部曲。

ＨＰＶ是病毒。病毒並不是一個完整的細胞。高危型病毒有致癌基因，如果高危型病毒感染未被及時清除，致癌基因就整合至上皮細胞的基因中，導致正常細胞生長失控，使細胞過度增生、惡變。如果這些細胞開始生長，那麼就是子宮頸的上皮內瘤樣病變——ＣＩＮ。異常的細胞總是比正常的細胞長得快。子宮頸上皮是多層上皮細胞，正常情況下，表層到底層的細胞形態不同。基底細胞感染ＨＰＶ後出現的異常細胞逐漸向上皮表面增長，根據異常細胞占據上皮組織的多少，判斷上皮內病變的程度。根據嚴重程度，病理學家將ＣＩＮ分為高級別和低級別。低級別的ＣＩＮ尚不算癌前病變，而高級別的ＣＩＮ被認為是癌前病變。如果這些異常的細胞突破了上皮組織的基底層，進入更深部位，那就是子宮頸癌。

預防子宮頸癌的三道防線

發生子宮頸癌要經過三步，那麼預防子宮頸癌也可以在這三步上設防。

如果把ＨＰＶ比作敵人，ＨＰＶ感染就是敵人入侵，發生高級別的ＣＩＮ是敵人小範圍破壞了我方堡壘，而發生子宮頸癌就是我方陣地被全面攻陷。

要預防子宮頸癌，防止敵人入侵——防止ＨＰＶ感染，就要在敵人破壞我方堡壘之前將敵人趕出去——治療ＨＰＶ。要在堡壘未被完全破壞前及時進行修復——治療高級別的ＣＩＮ。

第一道防線：防止ＨＰＶ感染——防止敵人入侵

我們要想盡辦法讓敵人——ＨＰＶ遠離我們，防止ＨＰＶ入侵到身體內部。

防止入侵措施比較明確：注射ＨＰＶ疫苗、少性伴多用套、減少子宮頸的損傷。

人類消滅了天花，功勞就是疫苗。其他還有使用很多疫苗，例如預防結核病的卡介苗、預防B肝的B肝疫苗、預防白喉、百日咳、破傷風的三合一疫苗。預防德國麻疹的德國麻疹疫苗、預防流感的流感疫苗等，不一而足。雖然未能澈底消滅一些傳染病，但是大大降低了這些傳染病的發病率。

自從科學家發現HPV是導致子宮頸癌的元兇後，就開始研製HPV疫苗。目前已經有二價、四價、九價疫苗上市。二價、四價疫苗主要針對16、18型HPV病毒，可以預防七〇%的子宮頸癌。最新上市的九價疫苗，增加了31、33、45、52、58型五種亞型，這五種亞型引起了二〇%的子宮頸癌，因此九價疫苗能預防九〇%的子宮頸癌。即便是新的九價疫苗也不能百分百預防子宮頸癌。況且截至目前，大多數人尚無機會在最合適的年齡接種疫苗，因此必須採取其他預防方法。

如果有機會接種疫苗，要盡可能選擇四價疫苗或者九價疫苗。九歲後可以接種，需要接種三次（〇個月—一至二個月—六個月），接種程式和B肝疫苗相似。孕期、哺乳期儘量不接種。接種結束半年懷孕為宜，但接種期間若意外懷孕，只要停止後面的接種就行，目前沒有證據證明疫苗對胎兒有影響。FDA推薦注射的上限年齡為二十六歲，但更高年齡接種疫苗仍然可以獲益，因此香港推薦四十五歲以下均是適合年齡。

疫苗是預防疫苗，沒有治療作用。目前的資料顯示，一生中只需接種一次（三針），不需要加強。也有研究認為，接種一針或者兩針與接種三針有同樣的效果。

少性伴、多用套也可以減少透過對方攜帶的HPV導致的感染。有證據證明，性伴侶增加，感染HPV的機會也增加，發生子宮頸癌的機會就會增加。

怎麼減少子宮頸的損傷呢？流產、引產、分娩、子宮頸手術都可能增加ＨＰＶ感染的機會，也會增加子宮頸癌的發生機率。有證據表明，生育次數多者比生育次數少者患子宮頸癌的風險較高。

少性伴是減少ＨＰＶ近身的機會，保險套是一道防禦敵人的長城，而注射疫苗使我們具備了一定的武器，敵人來襲時能夠自衛。

即便是注射了疫苗、只有一個性伴侶、使用了保險套，依然可能會感染ＨＰＶ。第一道防線如此容易突破，那麼只能加強第二道防線吧。

第二道防線：治療ＨＰＶ感染——將敵人趕出去

敵人已經入侵，能不能在敵人搞破壞之前將敵人消滅或者趕出去？如果能該多好！

子宮頸癌是常見感染ＨＰＶ的罕見結局。ＨＰＶ感染非常常見，大約八〇％的女性一生中都感染過ＨＰＶ，而子宮頸癌的發病率約為一五／一〇萬。為什麼相差如此懸殊？因為自身的免疫力可以清除大部分的ＨＰＶ。

在性活躍期三十歲以前，ＨＰＶ感染率最高，隨後逐步降低。到了三十歲以後，如果ＨＰＶ沒有被清除，就可能成為持續性感染，而持續性感染和子宮頸癌有關。

因為自身的免疫，我們可以不費一槍一炮，消滅大部分敵人。但沒被消滅的敵人才是最危險的。

消滅敵人得先找到敵人。如何發現沒被消滅的敵人？檢測ＨＰＶ的方法很多，但是無法涵蓋所有型別的ＨＰＶ。

第一代檢測方法——ＨＰＶＤＮＡ檢測。不同的公司有很多不同的方法。ＨＣ２法，包含十四種高危亞型HPV，但不能具體檢測哪一亞型陽性，其最早通過中國的認證。目前也可以針對各種高危亞型HPV進行分型檢測的PCR法，包含若干高危型和低危型HPV。不同產品包含的HPV亞型不同。一些檢測方法還可以進行定量檢測，瞭解感染的HPV量。患者可能無法瞭解醫院用了什麼方法，但沒有關係，基本上最常見的方法是第一代檢測方法。

第二代檢測方法——檢測HPV的致病的E6、E7基因。

第一代HPV檢測是檢查病毒的DNA，陽性率高，包含了很多暫時性的感染。第二代是檢查病毒的RNA，E6、E7基因是致癌基因，具有精准篩查的意義。

隨著檢測HPV技術的提高，HPV檢測已經不是難題。臨床取材方法也很簡單，就是在進行婦科檢查時，用小毛刷在子宮頸取脫落的上皮細胞，放在保存液中保存，然後送到化驗室進行檢測。

進行檢查時要注意：月經期不能取材，檢查前避免用藥物，進行陰道鏡檢查時塗過碘或者醋酸後不能取材，檢查前四十八小時不要有性生活，陰道內不要放置避孕藥物。

目前的指南建議從二十六歲以後開始進行HPV的檢查。因為在此之前的HPV感染率高，暫時性的感染率高。

二十六歲以後檢查出HPV感染怎麼辦？有什麼辦法清除？什麼藥物有效？目前臨床上用的藥物很多，中藥、西藥、抗病毒藥等，還有用價格昂貴的光動力治療等。大多數的中藥以及干擾素凝膠等並無明確的效果。而局部的激光治療、子宮頸組織錐切等，因為可以破壞和切除感染的上皮組織，能一併清除HPV。但如果子宮頸沒有高級別的上皮內病變，這樣治療屬於殺敵一千自損八百。而在HPV沒有引起高級別的CIN時，它還不是犯罪分子，最多是個犯罪嫌疑人。對一個嫌疑人用重刑也是不合適的。

未來科學家也許會找到比較好的藥物，或者治療性的疫苗，在沒有嚴重副作用的前提下，有效清除感染的HPV，防止HPV對子宮頸組織產生破壞作用，防止發生子宮頸高級別的CIN或者子宮頸癌。但在目前情況下，如果犯罪嫌疑人沒有實施犯罪，子宮頸沒有發生高級別的CIN，我們只能觀察它的行為，允許它在家門口徘徊。

發現HPV感染容易，但要不誤傷子宮頸和身體就清除HPV並非易事。那麼我們還有第三道防線。

第三道防線：治療子宮頸高級別CIN——修復受損的堡壘

這已經是預防子宮頸癌最後一道防線了。如果這道防線嚴密，可止步於子宮頸癌前病變。如果做不好，敵人全面進攻，我方全線崩潰，子宮頸癌勢不可當。

要修復堡壘的損害，首先要能及時發現損害。要治療子宮頸的高級別病變首先要能及時發現病變。怎麼發現子宮頸的上皮內病變？我們有篩查診斷的原則。診斷子宮頸CIN要遵循三步驟原則。

第一步：篩查。這是定期體檢的內容之一。

篩查方法和篩查間隔謹遵循歐美各學會的子宮頸癌篩查指南。

篩查方法：子宮頸細胞學檢查（目前推薦的是TCT檢查）和子宮頸HPV聯合篩查。HPV的檢查方法前面已經介紹過。

TCT是子宮頸的細胞學檢查，主要觀察細胞形態、細胞核形態是否發生異常，如果細胞形態、細胞核形態異常，說明子宮頸已發生病變。

一般來說，二十一歲開始就要進行子宮頸疾病的篩查，無論之前幾歲開始性生活，都不要過早開始進行子宮頸癌篩查。

二十一～三十歲之間，只需單獨進行ＴＣＴ檢查。大約每三年一次，不需過度頻繁的檢查。

三十～六十五歲：ＴＣＴ聯合ＨＰＶ檢查。如均為陰性，每五年體檢一次。

上述的頻率是指檢查均為陰性的情況下。高危人群如愛滋病患者、ＨＰＶ感染者，要增加檢查頻率。目前也有證據證明二十五歲以上女性進行ＨＰＶ檢測有助提高子宮頸癌前病變的檢出率。雖然並沒有統一規定，到底什麼時間開始ＨＰＶ檢測合適，但小於二十五歲還是不建議進行ＨＰＶ檢查，小於二十一歲不建議ＴＣＴ檢查。

中國有婦女普查以及公司組織的體檢，基本上是兩年一次，檢查項目不包括ＨＰＶ。另外，有些單位有個奇葩的規定，婦科體檢的福利只給已婚女性，其實不管是否有結婚，只要有性生活就應該開始檢查。如果其中有ＴＣＴ陽性或者ＴＣＴ、ＨＰＶ兩項陽性，就要進一步檢查和確診。

第二步：陰道鏡檢查。

陰道鏡檢查是通過光學放大加上輔助子宮頸上皮塗抹試劑觀察組織的變化進行診斷。一個優秀的陰道鏡檢查醫師，根據鏡下的表現可以判斷是否有子宮頸的上皮病變。如果高度懷疑病變，要在陰道鏡下取活檢，送病理檢查。

ＴＣＴ陽性的報告也分為很多種，如果是ＡＳＣＵＳ，即子宮頸上皮不典型鱗狀細胞，要根據ＨＰＶ檢查情況決定後面的檢查，如是ＨＰＶ陽性，繼續進行病理檢查，ＨＰＶ陰性可以暫時觀察，三個月復查ＴＣＴ。

其他陽性報告如低度鱗狀上皮內病變（low-grade squamous intraepithelial lesion, LSIL）和高度鱗狀上皮內病變（high-grade squamous intraepithelial lesion, HSIL）等，則需要陰道鏡活檢。

第三步：病理檢查。病理檢查才是診斷的金標準。所謂金診斷標準就是一錘定音。

但活檢有一定的局限性，尤其是非陰道鏡下的活檢更有局限性。這個局限性是取組織時，並未在病變處取材而造成漏診。因此，ＬＥＥＰ手術、子宮頸錐切也可以作為子宮頸疾病檢查手段，可以取得更大的標本，防止漏診。尤其是在ＴＣＴ檢查診斷為ＨＳＩＬ時，建議直接進行子宮頸的ＬＥＥＰ手術，但妊娠期除外。

通過這樣的層層篩查，高級別的ＣＩＮ不會漏網。查到了患有ＣＩＮ要及時治療。治療ＣＩＮ也就將病情止步於ＣＩＮ，不會發生子宮頸癌。過去將ＣＩＮ分為Ⅰ、Ⅱ和Ⅲ級。目前稱Ⅰ級為低級別的ＣＩＮ，統稱Ⅱ級和Ⅲ級為高級別的ＣＩＮ。

ＣＩＮⅠ不屬於癌前病變，五十七％～六〇％會自然消退，只有一〇％在二～三年內會發展為ＣＩＮⅡ-Ⅲ，三〇％持續為ＣＩＮⅠ，僅有〇．三％會發展為子宮頸癌。因此可以進行觀察和追蹤，定期進行檢查。

四十三％ＣＩＮⅡ會自然消退，三十五％持續存在，二十二％發展為癌。三十二％ＣＩＮⅢ會自然消退，十四％～二〇％發展為子宮頸癌，其餘持續存在，因此要積極治療。

治療方法一般包括消融和切除法。消融是指在子宮頸局部進行電燙、鐳射、冷凍等破壞性治療，不能取得組織進行病理檢查，破壞局部病灶以進行修復。切除是用電刀或者傳統的手術刀切除病灶。切除的病灶可以送去做病理檢查，以進一步明確診斷。

切除的範圍根據疾病嚴重程度可以選擇子宮頸錐切、子宮頸切除和子宮切除。

LEEP刀，是一種高頻電刀，手術中出血較少。傳統的手術刀切除，因為不通電、不產熱而叫做冷刀切除。

當子宮頸TCT診斷HSIL（高級別病變）或不排除高級別病變ASCUS，可以考慮進行子宮頸的冷刀錐切或者LEEP，將切除的組織送病理檢查。由於切除了病灶，因此也叫做即診即治。

到底怎麼治療，醫師主要根據年齡、疾病嚴重程度、是否正在懷孕、將來是否有生育要求進行選擇。二十一～二十四歲的年輕女性以及孕婦不推薦診斷性切除。懷孕的女性如果TCT異常，應首先進行陰道鏡檢查和活檢；二十一～二十四歲的LSIL（低級別上皮內病變）可以不進行陰道鏡檢查，十二個月後復查TCT。此年齡段更高級別的TCT結果，需要進行陰道鏡檢查，不推薦立刻進行LEEP手術；二十五歲以上未懷孕女性，可以立刻進行陰道鏡檢查或者LEEP手術。

子宮頸疾病的定期篩查是預防子宮頸癌的最重要手段，因此成年、有性生活的女性都應該按照上述的步驟，進行子宮頸疾病的篩查和診斷。這種診斷是循序漸進的，別嫌煩，也別嫌一直要做各種檢查。畢竟目的是為了抓住HPV的犯罪證據，最後將其繩之以法，並修補被破壞的子宮頸。

改變生活方式預防子宮內膜癌

子宮內膜癌近年來有逐漸升高並年輕化的趨勢，這和生活方式改變有關。子宮內膜癌在已開發國家的發生率高於開發中國家，是個富貴病。

子宮內膜癌分兩型，I型是雌激素依賴型，占所有子宮內膜癌中的八〇%，叫做子宮內膜腺癌。II型是非雌激素依賴型，也就是說和雌激素無關。I型惡性程度低，預後較好，病因明確，所以能預防I型雌激素依賴型的子宮內膜腺癌。

女性有很多雌激素依賴性的疾病，如子宮肌瘤、子宮腺肌症、子宮內膜異位症、大部分的子宮內膜癌和大部分的乳癌。雌激素依賴性疾病，就是說這種疾病的發生是和雌激素有關，雌激素是疾病的發病原因，沒有雌激素就沒有這種疾病。子宮肌瘤、子宮腺肌症、子宮內膜異位症這些良性的雌激素依賴性疾病在青春期前和停經後都不會有新發病例。停經後原有的病灶會萎縮，症狀會減輕。這與青春期前和停經後雌激素值非常低有關。

子宮內膜癌和乳癌也是雌激素依賴性疾病，停經後還會發生嗎？會！腫瘤的發病機制很複雜，與長期的雌激素作用有關，停經後雌激素值雖降低，但長期受刺激引起的腫瘤細胞仍有不可逆轉的影響。

發生雌激素依賴性的疾病，並不意味著體內雌激素值絕對高於正常人。雌激素引起這些疾病的發病機理很複雜，是雌激素長期持續作用造成的，而且還有基因、受體等問題。這就解釋了為什麼育齡女性都是高雌激素狀態，卻只有一部分人患子宮肌瘤、子宮腺肌症、子宮內膜異位症、子宮內膜癌或者乳癌，而且各不相同。

雌激素可以刺激子宮內膜生長，子宮內膜要達到一定厚度，才能為懷孕做準備。但是如果這種刺激無節制，就會發生子宮內膜過度增長、非典型增生甚至發生子宮內膜癌。好在卵巢又分泌了另一個激素——黃體素。黃體素能對抗雌激素對子宮內膜的過度刺激，保護子宮內膜。

子宮內膜腺癌在激素方面的主要原因是雌激素相對增多和黃體素絕對不足。什麼情況下黃體素會不足？月經失調，包括青春期、更年期的月經失調。

青春期卵巢功能剛啟動的時候，功能不完善，卵巢上會有濾泡發育，開始釋放雌激素，但不能完成排卵，因而不能分泌黃體素，這時女孩子往往表現為閉經、月經週期長、月經量大。

更年期時卵巢功能開始衰退，但還是有殘存的濾泡生長並分泌雌激素，只是不能完成排卵，月經週期也會延長，或閉經一段時間後突然大量持續出血。很多停經後發生子宮內膜癌者往往有更年期月經失調的問題。

還有一種疾病叫做多囊性卵巢症候群（polycystic ovarian syndrome, PCOS）。這個病的表現也是月經失調、閉經、不排卵、不孕、月經量多、子宮內膜增厚。PCOS患者更容易出現青春期、更年期的月經失調。

青春期月經失調、更年期月經失調、PCOS共同的特點是卵巢沒有排卵而不分泌黃體素，但會持續分泌少量雌激素。其他原因的閉經雖然也不排卵，但由於也沒有雌激素，因此不是子宮內膜癌的高危人群，比如由於過度節食和減肥所引起的閉經。

另外肥胖也是子宮內膜癌的高危因素之一，停經後，卵巢不再分泌雌激素，但是脂肪細胞會將腎上腺素分泌的雄激素轉化為雌激素，並能儲存雌激素，因此肥胖者的雌激素會相對增多，但停經後黃體素絕對值是非常低的，因而缺乏黃體素的保護。

乳癌患者術後會用三苯氧胺進行抗雌激素治療。這個藥物叫做雌激素受體調節劑，對乳腺是抗雌激素的作用，但對於子宮內膜就有一定的雌激素作用，因此很多人在長期應用三苯氧胺的過程中出現子宮內膜增生甚至惡變。

除了上述這些高危因素，子宮內膜癌和乳癌一樣與生活方式有關。吸煙、酗酒、高熱量飲食都是子宮內膜癌的危險因素。「肥胖、糖尿病、高血壓」是子宮內膜癌的三聯症，如果把肥胖也當成疾病，子宮內膜癌患者也往往患有這三種疾病。這三者有一個共同的特徵叫做胰島素抗性。胰島素抗性也是子宮內膜癌的高危因素之一。

瞭解了上述的子宮內膜癌高危因素，接著來談子宮內膜癌的預防吧。

1. 保持健康的生活方式，戒煙酒、低鹽飲食、低熱量飲食。

2. 減肥，保持理想的體重。

3. 及時治療月經失調。治療青春期月經失調、更年期月經失調、多囊性卵巢症候群一定要用含有黃體素的藥物，以保持規律的月經。口服短效避孕藥含有黃體素，因此不會增加子宮內膜癌的發病率，也可應用於治療月經失調。

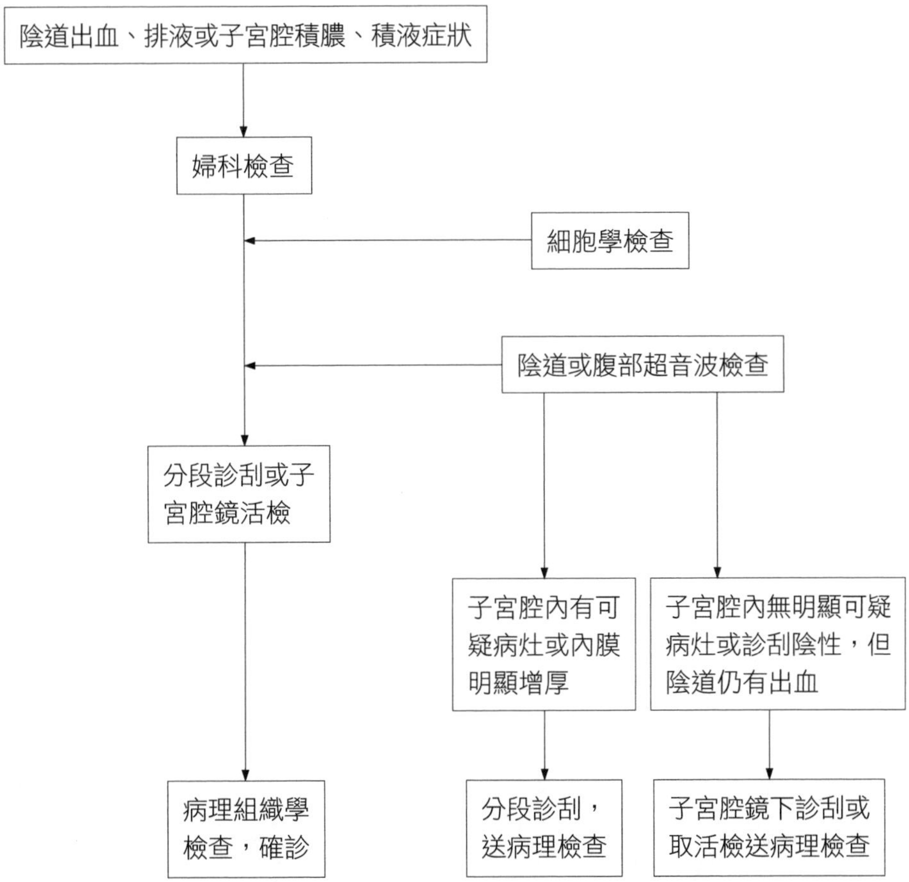

4.更年期停經後如應用激素補充治療者，一定要同時補充黃體素。如果已經切除了子宮，那麼不需要補充黃體素。

5.及時治療高血壓、糖尿病。

6.遠離成分不明的保健品。一些保健品有可能添加了雌激素成分，劑量也不確切，可能會導致子宮內膜增生或者惡變。

如果做到上述的各個方面，應該可以預防大部分的I型子宮內膜癌。

如果已經有了上述的危險因素，如停經後的出血、子宮內膜增厚、不規則的陰道流血等，那麼正規的檢查和及時的治療就非常必要。診斷子宮內膜疾病常用的檢查方法如下：

1.超音波檢查：檢查子宮內膜厚

度，對月經失調、停經後女性非常重要。

2.子宮腔鏡、診斷性刮宮：觀察子宮內膜情況、取得子宮內膜做病理檢查，這對於經常月經失調、子宮內膜又厚的患者，可能是不得不受的罪。同樣受罪，建議盡可能做子宮腔鏡檢查，可以減少微小病灶的漏診。

3.子宮內膜增生的治療：單純月經失調可以用避孕藥、人工週期進行規律月經治療，如果已經發生子宮內膜的複雜性增生、非典型增生，那麼一定要足量、足療程的應用高效黃體素來轉化子宮內膜，同時要用宮腔鏡定期追蹤子宮內膜轉化的情況。

卵巢癌的罪魁禍首居然是鄰居——輸卵管

卵巢癌的病因——城門失火殃及池魚

曾經有一位高齡初產產婦，在剖腹產同時進行了輸卵管切除術。

患者為什麼會選擇進行輸卵管切除術呢？患者是四十二歲的高齡產婦，結婚晚，婚後懷孕尚順利，但懷孕早期孕吐嚴重，無法進食。因嘔吐嚴重，一度無法支撐，她甚至考慮放棄妊娠。當時患者被孕吐折磨，堅決要放棄妊娠。但是我知道，對於一個高齡女性來講，如果放棄，意味著再無機會生育。妊娠嘔吐在下一次懷孕時還會發生，而且可能同樣嚴重，甚至更嚴重。另外，她已經是高齡產婦，隨著年齡增長，卵巢功能逐漸下降，很有可能發生不孕。我感覺很可惜。患者孕前有淺表性胃炎，剛剛做過胃鏡不久就懷孕了，檢查了甲狀腺功能，也是正常的。這些檢查讓我確定患者有條件繼續妊娠。輸液、胃複安抑制嘔吐，千辛萬苦挨過了孕早期。到了孕中期，因為高齡，又做了羊膜穿刺染色體檢查。又過了幾次產檢到了孕晚期，自然進入了選擇分娩方式的時候，考慮患者年齡比較大，高齡初產，經歷了早期孕吐、中期羊膜穿刺等痛苦複雜的過程，患者選擇剖腹產意向也明確。商定了分娩方式後，她告訴我，進行剖腹產同時要進行輸卵管結紮術。

患者要進行輸卵管結紮的考慮是，自己年齡已經比較大了，再有生育想法的可能性已經非常小了，另外想到孕早期所遭受的痛苦也決定不再生育。全家人都支持她做絕育手術。

患者的選擇自然要尊重，但在進行手術前患者必須要全面瞭解這一選擇的所有利弊，這是醫師的職責。我告訴她：首先，一般第一胎生育過後，我們不建議做絕育手術。即便第二胎我個人也不提示患者進行是否絕育的思考。就是說，作為產科醫師，我並不提倡患者為了避孕，首選輸卵管結紮進行絕育，無論經過幾次分娩。我見過年輕女孩子，二十六歲生育兩個孩子後，進行了輸卵管結紮術，結果剛過兩年的時間就要求做輸卵管再通手術。其次，現在不想生育，不代表以後也不想生育，畢竟時過境遷，人的想法會變。有些事情自己不經歷，無法理解為什麼會改變，而醫師因為見過太多類似例子，有些話不好直說。第三，如果一定要做輸卵管結紮術，對於一個四十二歲的高齡女性來講，不如切除雙側輸卵管，同樣能達到絕育目的，而且能夠預防七〇%的卵巢癌的發生。切除與結紮的另一個區別是，結紮還可以通過再通手術來恢復自然生育的能力，而輸卵管切除後，再想生育只能通過試管嬰兒技術。切除輸卵管預防卵巢癌是近幾年新的研究觀點。

切除輸卵管能預防卵巢癌?弄錯了吧?是可以預防輸卵管癌吧?

沒錯,切除輸卵管,自然不會生輸卵管癌,但也能預防卵巢癌。

輸卵管是什麼器官?女性的內生殖器官包括一對性腺——卵巢,一個子宮,一對輸卵管。它們兩個是鄰居,在生育這件事上,也是完美地配合著。卵巢負責排卵和分泌雌激素,而輸卵管負責讓精卵相遇。

卵巢像兩個鈴鐺一樣懸掛在腹腔裡,卵子排出後,直接掉入腹腔裡,腹腔對於卵子而言,簡直有如浩瀚的海洋,但卵子不會在海洋中迷失,因為輸卵管的傘端像張開的吸引器一樣會把卵子吸進輸卵管。卵子在這個黑暗狹窄的通道中才能遇到精子,與精子合體,成為新的生命後慢慢來到子宮著床孕育。

完整的輸卵管是保證懷孕的基礎,為精卵相見搭橋鋪路,是精卵結合的媒人,為精卵指引了道路,防止雙雙迷失在茫茫大海中。但輸卵管在不知不覺中也傷害著卵巢。

輸卵管導致卵巢癌?沒錯,輸卵管會導致卵巢癌。確切地說,一部分卵巢癌起因於輸卵管。

美國德州大學的科學家,將卵巢漿液性癌分為兩型,即低級別的卵巢漿液性癌和高級別的卵巢漿液性癌,高級別的惡性程度高。隨著排卵過程,子宮頸管組織、子宮內膜組織以及輸卵管內膜組織可以通過排卵孔進入卵巢間質,或種植在卵巢表面形成包涵囊腫,進一步發展為交界性的漿液性囊腺瘤或者漿液性癌。這一途徑發生的卵巢漿液性囊腺癌多為高級別腺癌。另一方面,卵巢表面原有的上皮組織也可能發生癌變,但通常是低級別的腺癌。這就是卵巢癌發生的二元論。而組織病理學顯示,高級別的漿液性癌占卵巢癌的七〇%。而高級別的漿液性癌與基因突變有關。

在染色體上有抑制癌變的基因,如果這個基因發生突變,就不能抑制癌變的發生。二十世紀九〇年代先後發現了 BRCA1、BRCA2 兩個與乳癌有關的基因。這兩個基因不僅與乳癌有關，而且與全身很多組織的癌有關，但與乳癌和卵巢癌關係最為密切。如果攜帶這兩個基因（通常有家族遺傳史），發生乳癌的風險是五〇％～八十五％，而發生卵巢癌的風險是二〇％～四十五％。

美國著名藝人安潔莉娜．裘莉，就是基因 BRCA1 攜帶者，其母親因乳癌去世，她發生乳癌和卵巢癌的風險大為增高。

預防卵巢癌——拯救池魚搬除城門

如果切斷子宮頸組織、子宮內膜組織與輸卵管組織進入卵巢間質的通道，就能預防七〇％的卵巢癌。那如何切斷這個通道呢？

切除雙側輸卵管或者進行輸卵管結紮就是切斷這個通道。雙側輸卵管結紮也可以預防子宮頸組織以及子宮內膜組織種植在卵巢上，但不能防止輸卵管組織的內膜種植在卵巢上。若用結紮輸卵管的方法，這個路障又設置得太靠前。若是切除雙側輸卵管，路障設置位置是一樣的，但路障後面也清理乾淨了，因此可以達到更好的預防效果。這就是切除雙側輸卵管預防卵巢癌的理論基礎。

美國婦產科醫師協會委員會在二〇一五年二月的《婦產科雜誌》（*Obstetrics &Gynecology*）上提出「切除輸卵管可能預防卵巢癌」這一觀點。婦產科醫師協會認為，與單純子宮切除術或輸卵管結紮術相比，在子宮切除時行輸卵管切除術或者輸卵管絕育術似乎是安全的，不會增加併發症。

切除輸卵管不是萬能的，只能預防七〇％的卵巢癌。安潔莉娜．裘莉於二〇一三年切除了雙側乳腺，二〇一五年切除了雙側輸卵管。決定是否切除輸卵管以預防卵巢癌要考慮的問題是：

1.生育情況。生育較少者，比如只有一～二個子女者，更要想清楚切除輸卵管後生育的難度。

2.年齡。年齡大者基本完成了生育，輸卵管建功立業的機會非常少，即便有輸卵管，再生育時，也可能需要人工協助生殖技術的幫助。年齡小者，即便生育兩個子女也要盡可能保留自然生育的能力。

3.盡可能機會性切除。如果因為子宮疾病等原因進行手術，可同時切除雙側輸卵管保留雙側卵巢，沒有必要一定為了預防卵巢癌而特別進行輸卵管切除術，當然對於攜帶遺傳性乳腺、卵巢癌的易感基因BRCA1、BRCA2者例外。

4.盡可能微創。單純切除或者結紮雙側輸卵管，可在腹腔鏡下完成。

5.盡可能保護卵巢功能。輸卵管與卵巢之間有血管交通，切除輸卵管，也會切斷一少部分卵巢的血供，在手術中切除輸卵管時是否靠近卵巢，對卵巢功能影響是有差別的，因此手術的醫師要注意。

6.基於上述考慮，如果發生輸卵管妊娠，優先考慮切除輸卵管而非保留輸卵管的開窗取胚術。保留了輸卵管，對再次懷孕沒有利處，可能導致再次宮外孕，不如機會性切除一側，也能部分預防卵巢癌。

7.基因檢測尚無法全面推廣，因此不建議常規基因檢查。建議可全子宮切除，同時切除輸卵管。

回到我的這個患者，她非常堅決地要求剖腹產同時進行輸卵管切除，利弊反復交代，患者深思熟慮。我最終考慮患者已經四十二歲高齡，如果將來真的改變想法需要再生育，即便輸卵管正常，也可能需要試管嬰兒輔助措施來增加懷孕成功率，因此我答應她，如果手術中無意外發生，就同時幫她切除輸卵管。這個無意外是指剖腹產順利，無術中大出血等需要搶救的情況；至少看到當時新生兒外觀正常、生命體徵平穩，新生兒健康評分 Apgar 九～十分（最高十分）。

卵巢癌——生殖系統癌中最棘手的癌

卵巢癌在女性生殖系統腫瘤中一直是非常棘手的腫瘤。棘手在於無法預防、難以早做診斷、手術難度大、手術後易復發、存活率低。卵巢癌是醫患的夢魘。

我還是一個年輕醫師的時候，作為管床的住院醫師，接觸了一位二十六歲的卵巢癌患者。她來我醫院就診時，已經是手術後復發，準備二次手術。

我依稀還記得她的名字。她剛剛結婚不久，發現了卵巢的腫瘤，當時還是早期，在她和她家人的要求下，保留了生育功能，切除了一側的卵巢和輸卵管。術後，化療療程還沒有結束，就復發了。

她再次住院，面容消瘦，但能看出生病前清秀的模樣。她寡言而哀愁，她的家人也非常無助，她很難找到主任級別的醫師諮詢病情，就一再地找我。家人心存幻想希望保留生育功能，而我作為醫師只能無情地告訴她，生育功能不能保留，即便如此，能存活多久都是一個未知數。

卵巢癌難預防。在瞭解卵巢癌與輸卵管有關係之前，一直沒有一個很好的預防辦法。即便是現在，也不可能人人都切除輸卵管以預防卵巢癌，基因檢測也不能成為常規。攜帶致病基因也不意味著百分百患癌，只是增加遺傳易感性，增加患癌的風險。對攜帶基因者全部進行切除式的預防也不符合倫理和衛生經濟學。

卵巢癌難以早期診斷。卵巢深藏在骨盆腔內部，腫瘤早期無論良性、惡性都沒有症狀。子宮頸在淺表位置，可以定期篩查，而子宮內膜癌早期就可能有出血症狀。卵巢癌因為無症狀，通常很難早期發現、早期診斷。超音波檢查和腫瘤標誌物的檢查也不能及時準確做出診斷。

卵巢癌的手術難度大。一旦確診是卵巢癌，腫瘤組織很快會蔓延至腹腔中很多器官，可以種植在腹膜、腸系膜和腸管表面，膀胱、肝、脾會發生癌細胞轉移。病灶是播散性的，很難通過手術一次性地清除。為了徹底切除病灶，需要進行腫瘤細胞的減滅手術，可能需要切除部分腸道，也可能需要切除膀胱、肝臟的病灶。

卵巢癌的晚期，手術時在腹腔可以看到大量菜花狀的腫瘤組織，常讓醫師難以下手，手術後也會因殘留過多腫瘤組織而很快復發。卵巢癌目前還是婦科腫瘤中死亡率最高的腫瘤。

不用害怕良性腫瘤

子宮肌瘤那些事

子宮肌瘤是女性中很常見的疾病。過去幾十年，子宮肌瘤也是讓女性失去子宮最多的疾病。子宮肌瘤真的有那麼可怕嗎？有了子宮肌瘤一定要切除子宮嗎？不切除子宮還有什麼治療辦法？會不會惡變？會不會影響生育？

首先瞭解一下什麼是子宮肌瘤。子宮是一個房間，牆壁主要由平滑肌構成，內部裝修的是子宮內膜，外部裝修的是漿膜層。平滑肌層發生了腫瘤，良性的叫做子宮肌瘤，惡性的叫做子宮肉瘤。子宮肉瘤發生率很低。因此一旦超音波診斷是子宮肌瘤，醫師並不很擔心會惡變，只會做追蹤觀察。

子宮肌瘤會惡變嗎？會變性嗎？

子宮肌瘤會變性，停經後易發生玻璃樣變性、囊性變和鈣化。玻璃樣變性、囊性變是腫瘤內部變軟，鈣化是變硬，鈣質沉澱，這三種變性都是肌瘤的退行性變，簡單說，這種變化的肌瘤是一種老化的表現，肌瘤不會再增長了。玻璃樣變、囊性變和鈣化，一般沒有症狀，只是在超音波下有改變。懷孕後子宮肌瘤易發生紅色變性。懷孕後，子宮迅速增大，肌瘤也迅速增大，肌瘤內血管病變組織出血、溶血導致肌瘤呈現紅色。紅色變性有疼痛的症狀。

子宮肌瘤也可能發生肉瘤樣變，這是惡性變。肌瘤發生惡性變的機率很低，約〇．五％，常發生在較大年齡患者中，惡變時肌瘤迅速增長。如停經後發生肌瘤增長現象需要注意。

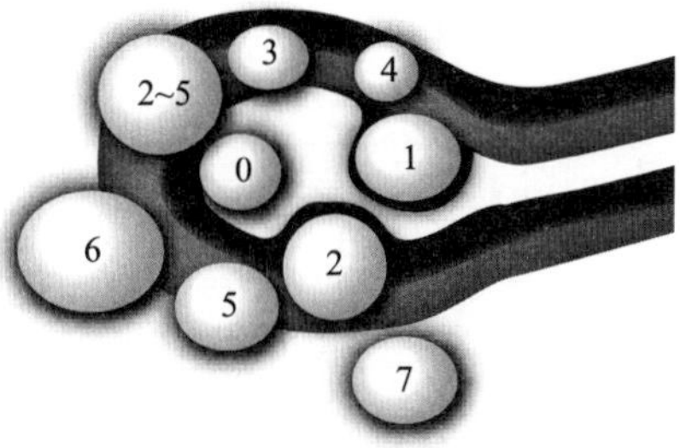

子宮肌瘤的分型

0 型：有蒂的黏膜下肌瘤
1 型：大部分突出於子宮腔的黏膜下肌瘤
2 型：小部分突出於子宮腔的黏膜下肌瘤
3 型：靠近子宮內膜的肌壁間肌瘤
4 型：肌壁間肌瘤
5 型：小部分突出於子宮外的黏膜下肌瘤
6 型：大部分突出於子宮外的黏膜下肌瘤
7 型：有蒂的漿膜下肌瘤
8 型：肌瘤位於闊韌帶內（圖中未示）

子宮肉瘤不完全是子宮肌瘤惡變的，可能發生時即是惡性的。

年輕女性有了子宮肌瘤是先手術還是先懷孕？

回答這個問題前，我們先看看子宮肌瘤的分型。二〇一〇年國際腫瘤學會根據子宮肌瘤與子宮肌層的關係重新將子宮肌瘤分型。分型的目的是方便醫師選擇治療方法。

分型不僅方便醫師選擇治療方式，也有助於瞭解肌瘤對健康和生育的影響。

0～2型肌瘤向宮腔內突出，叫做黏膜下肌瘤，常伴有症狀，主要影響月經，表現為月經過多或者不規則的出血，患者往往容易發生貧血。0型蒂長的會脫出到子宮頸外。這幾類肌瘤也會影響生育。如果超音波診斷出是黏膜下肌瘤，就要手術治療。

3～4型叫做肌壁間肌瘤。每一個肌瘤都產

生於肌壁間，肌瘤的特性有向壓力小的方向生長，隨診增長會成為黏膜下或者漿膜下肌瘤。小的肌壁間肌瘤一般無症狀，不影響生育，不需要手術治療。比較大的（大於五公分）肌壁間肌瘤，可能會影響生育，也會導致月經過多，需要手術治療。

5～7型叫做漿膜下肌瘤。從5型至7型對健康和生育的影響逐漸變小。

看懂了這個圖，回答先手術還是先懷孕就比較容易了。0～2型先手術，3～5型如果肌瘤很大，超過五～八公分應該先手術後懷孕。小於五公分的可以帶瘤懷孕。漿膜下肌瘤可以帶瘤懷孕。

觀察還是治療？

現在體檢比較頻繁，骨盆腔超音波婦科檢查是常規的專案，很多女性很年輕時即能發現子宮肌瘤。很多人看到肌瘤就緊張，以為自己生了什麼大毛病，一定要用藥物來控制。桂枝茯苓膠囊是在臨床上用了十幾年的藥物，有些人一吃幾年後發現子宮肌瘤還是不斷在生長。是不是所有肌瘤都需要治療呢？不是！小的、無症狀的肌瘤臨床上常用的方法是觀察、追蹤、定期超音波檢查。很多人小肌瘤維持多年，停經後肌瘤開始萎縮，不需要任何治療。大的（大於五公分）肌瘤甚至更大的肌瘤或者雖然不是很大但有月經過多、異常出血伴貧血者才需要治療。具體多大該手術，臨床上沒有一定結論。

保守治療還是手術治療？

過去對待肌瘤的辦法只有一個：切！切！切！很多女性因為子宮肌瘤而丟失了子宮。是不是所有肌瘤都需要手術治療？答案是否定的。不是所有肌瘤都需要手術。0～2型以及引起月經失調的3～4型肌瘤需要手術治療。特別大的（直徑達到七～八公分）5～8型肌瘤以及迅速增長的肌瘤、停經後增長的肌瘤不排除惡性變者應該積極手術治療。其餘情況可以觀察、追蹤以及保守性治療。

保守治療用什麼辦法?

保守是相對於手術而言。特別小而無症狀的子宮肌瘤觀察就行。保守治療主要針對3~8型中比較大的肌瘤（三~五公分），但無明顯月經過多或者經過治療月經症狀能緩解者。保守治療可以選擇藥物，比如美服培酮、來曲唑、GnRH製劑等。美服培酮是用於流產的藥物，小劑量持續用藥，可以抑制子宮肌瘤，一般吃六個月，對肝功能有一定的影響。來曲唑是治療乳癌的藥物，可以阻斷雌激素的合成（子宮肌瘤是雌激素依賴性疾病）。但這類藥物尚未獲批准應用於子宮肌瘤。GnRH是抑制卵巢分泌雌激素的藥物，用藥期間肌瘤會明顯萎縮，但價格昂貴，一般用六個月。藥物治療的特點是，用藥期間肌瘤停止生長甚至萎縮，療程結束後，肌瘤會重新復蘇、生長並逐漸恢復到用藥前水準。因此藥物治療適合那些接近停經或者非常排斥手術的患者。

除了藥物，還有一些物理治療辦法，如射頻消融、超音波聚焦治療，用物理能量殺死肌瘤細胞。但超音波下不會很快甚至不會看到「肌瘤」消失，因為以物理治療肌瘤後，會留有瘢痕，但是不會繼續增大。保守治療也是一種選擇。

切除子宮還是切除肌瘤?

肌瘤不是單個存在的，一般情況下都是多個大小不一、位置不一的肌瘤共同存在，這使選擇治療方法更具複雜性，尤其是選擇手術治療的時候。

過去，醫師更傾向於一了百了。切除子宮後不會發生子子宮頸疾病、子宮內膜疾病、更年期功血，更不會出現子宮肌瘤的復發。但是醫師忽視了患者內心的一個渴望：保留子宮，即便曾經千瘡百孔，仍希望與之共存。隨著醫學以及醫學人文模式的改變，醫師的觀念也在改變，現在更傾向於保留子宮。

子宮切還是不切？不僅根據肌瘤情況，如肌瘤大小、多少等，還要看患者的年齡，是否生育，是否伴有子子宮頸、子宮內膜異常。年紀輕、未生育的女性當然一定要保留子宮；年紀大、已經生育、伴有子子宮頸或子宮內膜病變以及多個肌瘤者可以考慮子宮全切。

怎麼切？開腹？宮腔鏡？腹腔鏡？經陰道手術？

如果子宮肌瘤較大、有異常出血需要手術，那麼手術怎麼做？手術方式有傳統的開腹手術、腹腔鏡和子宮鏡，也可以經過陰道手術。一般0～2型的肌瘤可以選擇子宮鏡手術；腹腔鏡可以剝肌瘤也可以進行子宮全切除；陰道手術可以做比較小的子宮切除或者漿膜下的子宮肌瘤剝除術；傳統的開腹手術可以進行肌瘤剝除和切除子宮。到底選擇什麼方式，選擇哪種手術器械，要看醫師自己更熟悉哪種技術。腹腔鏡、子宮鏡手術是微創手術，但如果所在地區不能進行這樣的手術，開腹手術的損傷不會更大。

子宮切除後就老了嗎？

子宮是孕育器官，掌管分泌雌激素的是卵巢。雖然子宮很重要，但切除後不會老，也不影響性生活。如果疾病真嚴重到需要切除子宮，要聽醫師的話，不要自以為是地想當然，以怕老、怕影響性生活而拒絕。很多人切除子宮時也恰好在圍停經期，手術後很快進入停經是自然規律，不是切除子宮引起的。當然切除子宮後就不會來月經，但那不是停經，只有卵巢衰老才叫停經。

我曾經做過一台手術，五十歲的女性，子宮有如懷孕五個月大。患者也不胖，很容易在腹部摸到增大的子宮，但是她自己一直以來無知無覺。老公是不是經常撫摸她的肚子覺得好豐滿我就不得而知了。

這樣的子宮肌瘤，醫師是很容易做出診斷的，不需要雙合診（兩隻手一起合作檢查的內診），只需要一隻手在腹部上就能摸到，而做個腹部的超音波檢查，肌瘤的大小性質一目了然。然而十幾年來，她從不做體檢，任由肌瘤瘋長。

當然，僅僅長得大並沒有對她造成什麼困擾，也就是腹部「豐滿」一些，直到突然有一次月經無法自止，才去醫院就診，醫師給他做了檢查，診斷為子宮肌瘤。

她通過朋友介紹找到我，面色蒼白，比較虛弱。一檢查她的血紅蛋白，只有5 g/L（正常在12 g/L以上）。這麼大的肌瘤子宮當然是不能再保留了，但為了不給她輸血，我沒有急著給她安排手術，刮宮止血後讓她回家吃鐵劑治療貧血。半個月後，血紅蛋白到了10 g/L，才決定給她手術。

手術下來，我特別稱量了一下子宮，一二八〇克，正常的子宮才五〇〇克。剖開她的子宮，內膜比較光滑，排除子宮內膜病變引起的出血，但有幾個肌瘤都向宮腔內突出，子宮肌層也非常厚，伴有子宮腺肌症。

卵巢囊腫知多少

有一天，我在婦科門診坐診。這時一個大腹便便的女人走進來，我匆忙把目光從病歷移到她的肚子上，本能地說，妳走錯房間了，產科門診在對面。她說：「我不是懷孕了，是肚子裡有腫瘤。」嗯？她的肚子真的已經像懷孕足月那麼大，再抬頭看，不是孕婦，已經有六十多歲了，是名老年女性。一定是腫瘤了，能長這麼大的一定是卵巢囊腫。

患者坐下來就開始和我訴苦。她發現卵巢囊腫大約十幾年了，當時卵巢囊腫還不大，直徑七～八公分，腹部也看不出來。當時她就想手術，但同時查到肥厚型心肌病，隨時有猝死的可能，醫師不敢進行手術，因此被幾家醫院拒絕手術。由於是良性囊腫，一時也沒有什麼症狀，但是隨著卵巢囊腫增大，每天活動時都要帶著這個巨大的負擔而感到疲憊不堪，更嚴重的是，隨著囊腫增大，她幾乎不能平臥睡覺。這一次她來就診，堅決要求手術，即便無法從手術台上下來，也要一試。她說，原來以為十幾年前就會沒命，可是現在自己還活著，她要有品質地活著。

她是一個孤寡老人，老伴已經去世，只有一個養女，偶爾來看看她。還有一個老姐姐算是親人。我們請了心內科、麻醉科醫師進行會診，並請她的養女以及姐姐共同到場交代病情，告知可能出現的嚴重後果，簽字。做好了手術中的各種預案，進行了手術，切除了卵巢。手術中吸出的卵巢囊腫的囊液大約有十公斤。手術很順利，術中也沒出現任何心臟方面的意外。術後她恢復得很快，三天後走起路來就健步如飛（誇張一點），她一再說「輕鬆了，可以好好睡覺了」。

想像一下，手術之前，她的這個大腫瘤給她的負擔，相當於走路時抱著十公斤的包包，睡覺時，腹部壓著十公斤重物。她的負擔有多麼重！而她竟然忍了十年。

什麼是卵巢囊腫？

卵巢囊腫是女性常見的婦科疾病，但卵巢囊腫不是一個疾病的準確名稱，是卵巢上生長的囊性贅生物統稱。所謂囊性贅生物，表現的是生長了內含液體的腫物。注意是腫物不是腫瘤。

囊腫，首先在超音波上會有一個特徵，腫物內部低回聲（低回聲在超音波圖片上是黑色的），意味著內部是液體，可能是水狀物、血液或者膿液（血液、膿液在超音波上表現為弱回聲）。婦科檢查增大的囊腫能感覺到囊腫質地是軟的，類似觸摸裝滿了水的氣球的感覺，這叫做囊腫。卵巢上的腫物不都是囊腫，還有可能是實性的腫物，超音波下看到腫物內部是高回聲的，婦科檢查可能質地比較硬。當然還有一種叫做囊實混合的，腫物的內部有液體也有組織。

囊腫不是一種疾病，是很多種疾病的俗稱，可能是生理性的，也可能是病理性的。

生理性囊腫

生理性是相對於病理性而言。生理性囊腫應該是每個正常女性在月經週期或者孕期都有可能發生的，不屬於疾病，隨著月經改變、妊娠終止可能會消失。

曾經有一個網紅寫了自己老婆被無良醫院坑害的故事，緣起卵巢的生理性囊腫。進入青春期後，卵巢上的卵子開始逐漸發育，成熟時排卵。濾泡成熟時直徑達二～三公分，內部是濾泡液。一般情況下如果不是以監測排卵為目的的連續超音波檢查，醫檢師也不會判斷是不是濾泡，而會出「卵巢小囊腫」的報告，或者「卵巢低回聲區」提醒臨床醫師注意。排卵後，卵巢表面白膜破裂，濾泡液流出，濾泡部位出血形成血體、黃體甚至出現黃素化的囊腫，在超音波下的表現也和其他部位的卵巢組織有異，醫檢師也可能會報告「卵巢小囊腫」。濾泡、黃體一般直徑為二～三公分，非一般情況下可能更大，叫做濾泡囊腫、卵巢黃體囊腫、黃素化囊腫等。有時懷孕後可能發生，尤其雙胎、葡萄胎等更容易發生黃素化囊腫，直徑會達到五公分以上。

生理性的囊腫不是疾病，一般不需要治療，更不需要手術。當然，醫師也不能百分百確定是否為生理性囊腫，畢竟超音波不是病理檢查。婦產科醫師和醫檢士只能建議追蹤。大的黃素化囊腫，一般在流產後或者葡萄胎清宮後一～二個月逐漸縮小消失。而更小的濾泡和黃體，在下一次月經後就消失了。

常規超音波檢查，醫師不會限制在月經週期的相對時間，但是如果第一次照超音波後發現直徑一～五公分之間的囊腫，會建議在月經第五天進行超音波檢查。為什麼？因為此時這個週期的濾泡還沒有發育、黃體也未形成，基本不應該存在直徑超過一公分的囊性物。

病理性卵巢囊腫

所謂病理性，就是說不正常，屬於疾病。雖然屬於疾病，但也不要太緊張，因病理性的囊腫還有良惡性之分。卵巢良性囊腫，包括炎症性的、子宮內膜異位症性的（巧克力囊腫）和良性腫瘤。惡性的當然都是腫瘤——惡性腫瘤。

炎症性囊腫。包括卵巢輸卵管膿腫、輸卵管積液、骨盆腔包裹性積液。大家可能要問，這是卵巢上的嗎？多數不是卵巢上的，可能是骨盆腔的也可能是輸卵管的，但位於附件區，無論超音波檢查還是臨床醫師的雙合診，很難判斷是哪裡來的，可能會診斷為卵巢囊腫。所謂包裹性積液，通常由於曾經發生骨盆腔炎或者手術後骨盆腔發生了黏連，這些黏連帶之間如果封閉成為一個閉合的腔，而腔內積存了液體，就是我們說的包裹性積液。

子宮內膜異位症性卵巢囊腫。即一般常說的巧克力囊腫。囊腫內部是陳舊性的血液，在超音波下有特殊的弱回聲，大多數醫檢士可以在超音波下診斷，患者有痛經、不孕等症狀時，醫師較容易診斷。

腫瘤。腫瘤分為良性、惡性和交界性。腫瘤不一定都是囊性的，可能是囊實性或者實性的。

卵巢上發生卵巢腫瘤甚至惡性腫瘤的機率還是很高的，因此婦產科醫師對待卵巢囊腫的態度和對待子宮肌瘤不一樣，會更謹慎觀察，更積極手術。

卵巢上的腫瘤，除了良惡性之分，按照腫瘤細胞的來源區分也有幾十種。上皮性的卵巢腫瘤如漿液性囊腺瘤（癌）、黏液性囊腺瘤（癌）等，來源於生殖細胞的畸胎瘤，來源於間質細胞的濾泡膜細胞瘤、顆粒細胞瘤等。這些腫瘤在超音波下各具特色，有些腫瘤還有功能，能分泌雌激素、雄激素和絨毛膜促性腺激素等。分泌雌激素的腫瘤會同時伴發月經過多、子宮內膜增生，甚至子宮內膜惡變。分泌雄激素的腫瘤會導致多毛、痤瘡等男性化表現。

卵巢上的惡性腫瘤不都叫做卵巢癌，只有卵巢最表面的上皮組織發生的惡性腫瘤叫做卵巢癌。其他組織來源的惡性腫瘤不稱作癌，這是醫學上嚴格界定的。

卵巢囊腫多種多樣，生理性、炎症性、腫瘤、良性、惡性等，那麼怎麼判斷卵巢囊腫的性質？對於卵巢囊腫我們要審慎觀察、積極手術。那麼什麼情況下觀察？什麼情況下手術？

什麼樣的卵巢囊腫應該手術？

卵巢囊腫類型有很多種，生理性、病理性和惡性。生理性的囊腫和腫瘤的早期也很難區別：都沒有臨床症狀，超音波表現也很相似。最終是靠病理診斷這些囊腫的性質，要在手術後取得腫瘤的標本送檢，可是一旦明確診斷，就該做些手術。醫師是怎麼判斷哪些情況應該手術？哪些繼續觀察呢？

卵巢腫物的超音波表現是決定手術的重要參考

1. 超音波下腫物為實性、囊腫內有間隔、包膜壁厚、囊壁不光滑、伴有大量腹水等，顯示卵巢囊腫性質較差，惡性可能性更大，應該積極考慮手術治療。單房、包膜比較薄、包膜內壁光滑、無大量腹水者，良性囊腫的可能性更大，如果短期內無快速增長，可以觀察。

2. 如果卵巢上生長的是實性腫物，應該積極手術治療。卵巢癌以及其他惡性腫瘤為卵巢上實性的腫物，當然也有一些良性腫瘤如纖維瘤也為實性的，但實性腫瘤一定不是生理性的。良惡性性質不明的實質性腫物應該積極手術。

3. 卵巢畸胎瘤由於有特殊的超音波表現，一般直徑小於三公分的即可以確診。畸胎瘤是來源於卵巢生殖細胞的瘤，內部有骨骼、頭髮和大量脂肪，超音波下易診斷。畸胎瘤也有惡性的，叫做未成熟畸胎瘤。這個超音波下不能判別。同時畸胎瘤長大容易發生卵巢扭轉，一旦確診，就應積極手術。

4. 卵巢巧克力囊腫在超音波下有特殊的回聲，也比較容易診斷。如果卵巢囊腫同時存在痛經和不孕的症狀，可高度懷疑是卵巢的巧克力囊腫。對於想生育者，歐洲人類生殖與胚胎學會的子宮內膜異位症指南建議，卵巢囊腫直徑大於三公分者應積極進行腹腔鏡手術剝除囊腫。其他一些生殖學會推薦直徑五公分的巧克力囊腫患者孕前要進行手術。如果已經完成生育，無明顯痛經者，直徑小於五公分的可以保守治療，但大於五公分的還應該積極手術治療。巧克力囊腫和卵巢惡性腫瘤有一定關係，簡單說，卵巢巧克力囊腫會惡變。

除了超音波的表現，追蹤觀察的結果對決定是否手術也有重要提示作用

良性腫瘤一般持續存在，逐漸生長。長期觀察囊腫無變化，可以繼續觀察。惡性腫瘤會突然長大，伴有腹水，超音波下囊腫內部有乳頭生長的表現。短期快速增長的囊腫，應該積極手術治療。

發現時囊腫就非常大，直徑超過八公分，無論超音波下什麼樣的表現，都應該積極手術。

年齡也是需要考慮的因素

停經後新發現或者新發生的卵巢囊腫應該積極手術。比如停經後的卵巢，由於濾泡已經耗盡，正常情況下卵巢會萎縮，有如一潭死水，不應該有濾泡、黃體、黃素化囊腫、濾泡囊腫，那麼在卵巢上發現的即便是小囊腫也要高度重視、密切觀察、積極手術。而育齡女性卵巢很活躍，濾泡在激素作用下按時生長、排卵，個別情況下，濾泡較大成為濾泡囊腫，排卵後的黃體可能黃素化而成為較大的囊腫，這些都是生理性的囊腫。生理性的囊腫一般直徑在三公分以下，會隨著月經週期的變化時而出現、時而消失。

急腹症

發生卵巢囊腫或者扭轉時會出現劇烈的腹痛症狀，需要急診手術。卵巢囊腫扭轉如果不及時手術，

卵巢就會壞死而失去功能，不得不切除卵巢。如果手術及時，卵巢復位，就有搶救卵巢的機會。畸胎瘤由於內部骨骼導致重心偏移，更容易發生扭轉。

腫瘤標誌物

CA125、AFP等異常增高者應該積極進行手術治療。雖然在一些良性疾病中CA125也會增高，但一般不會超過二〇〇mmol/L，如果CA125超過二〇〇mmol/L，應該積極手術治療。

患有卵巢囊腫時，自己對照上面的情況，基本可以判定是不是應該手術，而當醫師提出一些治療建議和意見，病患應該就能夠理解和接受。

良性卵巢腫瘤可能是所有腫瘤中能長得較大的腫瘤。我們經常在新聞中看到某某醫院手術切除幾十斤的腫瘤，那通常都是良性的卵巢囊腫。

可以選擇什麼手術方式

曾經有一個患者來就診。她三十二歲，三年前患有卵巢囊腫，做了手術，剝除囊腫。術後病理診斷是卵巢交界性的腫瘤，考慮患者腫瘤性質是交界性的（界於良性和惡性之間），還未生育，術前也不孕多年，因此保留了生育功能。保留生育功能是讓她儘快懷孕，最好選擇促排卵、試管嬰兒人工協助生殖技術。但是患者因為做生意忙，並未積極進行生育方面治療。三年來依然未孕，更未積極追蹤檢查。

三年後，經超音波檢查，兩側卵巢巨大包塊，囊實性，伴有腹水。醫師建議住院手術治療，患者依然沒有重視，離開了醫院、繼續忙自己的生意。後來抽空來我這裡就診，她的訴求是想生育。

來就診後，我告訴她，以前給她保留生育功能，應該積極試孕，但現在不是考慮生育問題的最好時機了。卵巢腫瘤復發了，惡性的可能性大，應該立刻手術。只有手術才能明確腫瘤的性質，如果是惡性的，必須切除子宮、輸卵管、卵巢，無法保留生育功能。她一臉茫然，顯然不想積極手術。三年前醫師給她機會去積極生育，她放棄了。現在生育機會渺茫，健康和生命才是首要考慮的問題時，她又在想著生育。

人生有時候是生活和生理賽跑。正常情況下，生理狀況有固定的節奏，一生要做的事情都是按照這個固定節奏安排，比如讀書、工作、結婚、生子、實現自己的理想、做自己喜歡的事等。而有些人的生理節奏會被疾病打亂。患病時，要及時調整生活節奏，安排先做重要的事。

生育對大多數人來說都是必須或者不得不完成的事，如果由於種種原因沒有完成，可能會心存遺憾。但有時候，有些疾病會不期而至，治療這些疾病的方式，會依完成生育或未完成生育而有不同，效果也不同。完成生育後，醫師治療就沒有後顧之憂，所以不要怪婦產科醫師經常催促女性早些結婚生育。

醫師是根據患者的年齡、月經週期、生育情況、囊腫大小、生長速度、超音波下的表現、是否伴有腹水、腫瘤標物的數值等綜合分析判斷是不是應該積極手術和採取什麼樣的手術方式。

手術方式有哪些？

卵巢囊腫剝除術。良性腫瘤或者巧克力囊腫，無論單側和雙側，年輕患者一般進行卵巢囊腫的剝除術，亦即打開卵巢包膜，如剝葡萄一樣，擠出葡萄，再縫合修復好。留下的卵巢依然有排卵和分泌雌激素的功能。

附件切除術。如果年紀接近停經或者已經停經，卵巢囊腫比較大，或是有巧克力囊腫，可以考慮患側的附件切除術。附件包括卵巢和輸卵管。一些交界性腫瘤、未成熟畸胎瘤等對化療效果好、未完成生育者的早期卵巢癌也可以做附件切除術，術後進行化療，完成生育後再考慮進行更加澈底的手術治療。

全子宮雙附件切除術。腫瘤晚期或者停經後的良性腫瘤患者，要進行全子宮＋雙側附件（輸卵管、卵巢）切除術。為了更澈底切除惡性腫瘤病灶，還要切除大網膜、闌尾、淋巴結等可能存在肉眼看不到腫瘤組織的器官。全子宮雙附件切除後，生育功能喪失。但在生命和生育之間，我們當然優先考慮生命。

良性腫瘤的手術都不複雜，但是所有卵巢囊腫剝除術後都要做病理檢查，有條件的要做快速地冰凍病理檢查。冰凍病理檢查一般半個小時可以做初步診斷，提示是良性還是惡性腫瘤。醫師會根據病理結果決定手術方案。

惡性腫瘤的手術相對比較複雜，手術範圍大。但複雜程度與卵巢腫瘤的期別有關。早期的全子宮雙附件切除和普通疾病手術差不多。晚期腫瘤，伴有腹腔轉移、腸道轉移、肝轉移的手術非常複雜。

除了手術和觀察，還有其他方法治療嗎？

如果是比較小的卵巢囊腫，隨著月經週期的變化會消失，或者無明顯增大及惡變傾向，可以追蹤治療，不需要中藥治療、物理治療以及其他各種名堂的治療。

卵巢囊腫抽吸囊液治療可以嗎？

以前也曾經採取這樣的做法：在超音波引導下，穿刺卵巢囊腫、抽出囊液，然後注射酒精。目前並不推薦這樣的治療法。因為如果這個卵巢囊腫是腫瘤，那麼卵巢的囊腫壁才是真正的腫瘤，抽吸囊液並未真正去除腫瘤組織，也沒有得到標本進行病理檢查，因此不能夠確診，酒精也不能完全殺死腫瘤細胞。如果是惡性腫瘤，完全達不到治療效果。最關鍵的在於，即便是良性腫瘤，做腹腔鏡手術危險性並不高。

不要相信一些無良醫院打出什麼三維、四維導航囊腫穿刺技術的廣告。治療的目的是清除卵巢腫瘤組織，無關乎什麼技術的引導。這種廣告噱頭是四維導航引導，但未說明是CT、超音波還是核磁共振定位。生殖醫學科醫師在超音波引導下就可以進行精細取卵。如果是更大的卵巢囊腫抽吸液體根本不需要那麼複雜的技術。我們不選擇這種治療方法，最關鍵的原因是抽吸囊液達不到診斷和治療目的，只能暫時縮小囊腫。

CT、核磁共振定位技術通常應用在腦部、肺部、肝臟腫瘤的精確放療、介入治療，或者用於子宮肌瘤的射頻消融治療、超音波聚焦治療等，用在大的卵巢囊腫穿刺，都是噱頭。

卵巢囊腫不是一個獨立疾病的名稱，是很多疾病一個共同的超音波表現，大約五％的惡性率，因此醫師也非常重視。是否治療、是否手術，應該聽從醫師的建議。

卵巢腫瘤手術後一定要定期追蹤，如果有復發，更要積極治療。本節開頭的病例，大家都會感到遺憾。即便沒有生育也不遺憾，遺憾的是已經明確診斷出交界性腫瘤，復發後這麼晚才發現，發現了仍然不積極治療。

畸胎瘤的秘密

畸胎瘤是常見的卵巢腫瘤，占全部卵巢囊腫的一〇%～二〇%。

什麼是畸胎瘤？

卵巢上有很多組織類型，有上皮細胞、生殖細胞和間質細胞。不同組織來源的腫瘤，性質不同。大多數卵巢腫瘤來源於卵巢表面的上皮組織，叫做卵巢上皮性腫瘤，惡性的就叫做癌。

畸胎瘤來源於卵巢的生殖細胞，也就是卵細胞（男性來源於精原細胞）。生殖細胞有個很了不起的特性，就是將來會發育成胚胎，能發育成不同的組織細胞，發育成身體全部的組織，醫學上叫做「多能性幹細胞」。當生殖細胞發生腫瘤，組織就非常多樣化，而不會像其他腫瘤一樣只有一種腫瘤細胞。因此畸胎瘤中往往有很多組織成分，手術中能看到頭髮、骨骼、脂肪、腦組織等，因此取名「畸胎」。剛剛入行的醫師第一次進行畸胎瘤手術，剖開畸胎瘤時都會有點噁心、不適應。

畸胎瘤是寄生胎嗎？

有人說，畸胎瘤是在胚胎時期把自己的孿生手足包裹在自己體內，殺死自己手足而成為體內畸胎瘤。這個說法有點恐怖，也會讓病人有罪惡感。錯！畸胎瘤是腫瘤組織，不是胎中胎、寄生胎。

畸胎瘤來源於原始生殖細胞的原始胚芽細胞的腫瘤。畸胎瘤也不都是出生時就存在的，可能在成年後發生，逐漸長大。

畸胎瘤只存在卵巢（性腺）嗎？

畸胎瘤不僅生長在卵巢和睪丸，也會存在於身體其他部分，如顱內、甲狀腺、胃、骶尾部等，主要在人體的中線部位，當然相對比較少見。最常見的還是女性的卵巢上。既然畸胎瘤不是寄生胎，是來源於生殖細胞的腫瘤，那麼怎麼會長在卵巢外？這要從畸胎瘤的起源學說起。

一個學說是畸胎瘤是原始生殖細胞的單性繁殖。正常情況下，人類繁殖需要兩性參與，單獨一個卵細胞或者一個精子都不能完成繁殖，異常情況下會發生單性繁殖，但不能發育成一個正常胚胎，因此叫做「畸胎」。

另一個學說是畸胎瘤起源於原始的胚芽細胞。胚芽細胞是全能的，在胚胎發育過程中，如果原始的胚芽細胞殘留在不恰當的地方，不協調地生長，就會成為畸胎瘤，因此可能存在於性腺以外的其他地方，主要在中線部位。

婦產科比較常見的畸胎瘤就是卵巢的畸胎瘤，以及產科新生兒常見的骶尾部畸胎瘤。

卵巢畸胎瘤都是良性的嗎？

卵巢畸胎瘤是很常見的卵巢腫瘤，特徵鮮明，比較小就能在超音波下確診。很多人診斷畸胎瘤後經常會觀察很久，也並不在意，既沒有症狀，也不影響卵巢功能，甚至不影響懷孕，因此常不受重視。

卵巢畸胎瘤不都是良性的。一般來說，良性的畸胎瘤叫做成熟囊性畸胎瘤，未成熟的畸胎瘤就是惡性的。成熟畸胎瘤也可能發生惡變，而且惡變期惡性程度更高，化療效果更差。良性占絕大多數，為九十五％～九十八％，惡性僅占二％～五％，其中包括原發未成熟畸胎瘤和成熟畸胎瘤惡變。

成熟囊性卵巢畸胎瘤對健康有什麼影響？

畸胎瘤一般沒有什麼症狀，多數是在體檢時偶然發現的，小的畸胎瘤只能用超音波診斷。但畸胎瘤與腫瘤成分不一致，它的特點是有骨頭、毛髮和脂肪，因此重心常偏於一側，導致畸胎瘤容易發生瘤體扭轉，發生急性腹痛。卵巢囊扭轉是急腹症，表現為突發的劇烈絞痛。很多患者甚至在發生急腹症前不知道自己有畸胎瘤。

發生了卵巢囊腫扭轉必須儘快手術，否則扭轉時間過長會導致卵巢壞死，最終無法保留卵巢只能切除。及時手術，可以將扭轉的囊腫復位，恢復卵巢血供，就能保留卵巢。

卵巢於年輕女性非常重要，會排卵，以確保能生育；會分泌雌激素，以維持女性的年輕狀態。一旦扭轉、卵巢壞死切除，對年輕女性是損失慘重的。

對醫師而言，如果囊腫不進行手術和病理檢查，不能確定其性質，尤其良惡性。良性腫瘤在生長過程中也有惡變的可能。因此若已經診斷為卵巢畸胎瘤，應儘早進行手術。

成熟囊性卵巢畸胎瘤怎麼手術？

卵巢畸胎瘤可以考慮進行腹腔鏡卵巢囊腫剝除術，腹腔鏡是首選。

腹腔鏡手術是一種微創手術，近三十年來廣泛應用於臨床，婦產科、外科的手術都可以完成。一般是在腹壁上做三～四個〇．五～一公分的小切口，借助手術器械完成複雜的手術。很多人擔心由於切口小而看不清病灶全貌，也無法將病灶切除乾淨。其實更多時候，在腹腔鏡下能更全面觀察骨盆腔的情況。將腹腔鏡的鏡頭送入腹腔內部，可以將子宮、卵巢三六〇度無死角地觀察清楚。隨著醫療技術的進步，腹腔鏡的手術器械越來越精巧，可以很細緻、精確地分離、切斷組織，因此損傷更少、出血更少，尤其是在難度不大的手術方面更有優勢。而畸胎瘤的剝除術尤其適合腹腔鏡手術。

卵巢畸胎瘤，骨盆腔狀況一般較好，較少發生黏連，手術難度不大。

成熟囊性卵巢畸胎瘤剝除術後有什麼併發症，容易復發嗎？

畸胎瘤剝除術，術中比較容易剝離，對卵巢損傷較小，術後不影響生育，也極少發生卵巢功能衰退，這點和卵巢巧克力囊腫不同。巧克力囊腫會侵犯正常卵巢組織，黏連緻密，剝除術往往也會傷害正常卵巢組織，因此如果雙側卵巢囊腫，尤其病程長、囊腫大者，術後易發生卵巢早衰而喪失生育功能。

畸胎瘤復發機率不高，低於巧克力囊腫。成熟囊性畸胎瘤剝除術後，不需要藥物治療。

未成熟囊性卵巢畸胎瘤對身體會有哪些影響？

未成熟畸胎瘤和其他惡性腫瘤一樣具有轉移性、侵蝕性，也會發生卵巢扭轉。未成熟畸胎瘤更容易發生囊腫破裂，從而導致囊液、脂肪組織外滲，發生腹膜炎、腹膜種植和轉移。

未成熟囊性卵巢畸胎瘤一定要切除子宮和卵巢嗎？

未成熟畸胎瘤是惡性腫瘤，和卵巢癌相比，好發於年輕女性，發現時多為早期，預後好，五年生存率高。因此如果有生育要求者，可以保留子宮和一側卵巢，也就是保留生育功能。早期者術後可以觀察，中晚期者需要化療。

保留生育功能者，在完成化療後儘快完成生育，必要時通過輔助生殖完成生育。

保留生育功能的未成熟畸胎瘤患者，術後要定期監測超音波以及腫瘤標誌物CA125和AFP。一些未成熟畸胎瘤CA125和AFP可能會增高。

年齡大、完成生育的患者，要按照卵巢癌的標準進行手術，不能保留卵巢和子宮，也要切除淋巴結。既能做分期診斷，治療也更徹底。

未成熟畸胎瘤有標準的化療方案，而成熟畸胎瘤惡變尚無較好的化療方案。

小結

畸胎瘤是非常常見的卵巢腫瘤，成熟性畸胎瘤多見，診斷非常容易，治療也不複雜。一經診斷應該及時手術。成熟畸胎瘤不可怕，未成熟畸胎瘤也不十分可怕，年輕患者可以保留生育功能，術後盡早完成生育，並要定期復查、監測。完成生育後，可以切除子宮雙附件，進行全面的分期手術。

其他部位的畸胎瘤分屬於不同科室的疾病，有不同診斷和治療法。

大姨媽——可愛又惱人

女性朋友常常稱月經為大姨媽。這是以前女孩子間的語言忌諱，防止男生聽懂，現在「大姨媽」成了男女老少全能聽懂的名詞。

女人對大姨媽又愛又恨。來了煩，不來怕，既想遠離，又時常想念。怎麼辦？對待大姨媽要知彼知己。

大姨媽從哪裡來？

女性從青春期開始，每月一次從子宮陰道流出血液，這就是月經。一般情況下，每月一次，每次五～七天，能夠自然停止。

沒有傷口為什麼會流血？這要從子宮說起。子宮是孕育胎兒的地方，子宮外層是厚厚的、富有彈性的肌肉，肌層內襯著子宮內膜。大姨媽是子宮內膜脫落引起。那麼是誰在指揮子宮內膜按照固定週期生長脫落呢？激素就是大姨媽的幕後推手。

我們身體有一個女性的內分泌軸，這一整套內分泌系統——下視丘—垂體—卵巢，有條不紊地工作著。月經開始時，位於大腦的垂體分泌濾泡刺激素，濾泡就逐漸生長、發育、成熟。當濾泡成熟，卵巢也逐漸分泌更多雌激素。而雌激素會讓子宮內膜開始生長增厚。濾泡成熟後突然有一天在垂體分泌的黃體成長素作用下破裂了，卵細胞破殼而出，離開了她的閨房，準備等待新郎（精子）的迎娶。而她的閨房也悄悄起了變化，變成了黃體，繼續分泌雌激素和黃體素。這些激素就是發布給子宮的命令，讓子宮內膜不僅增厚，還富有營養，就好像播種前培土和施肥。土地肥沃了，種子才能生根和發芽。但不是每一個卵子都那麼幸運，能遇到精子。一旦無人迎娶，將鬱鬱而終。而這肥沃的土地也將無用武之地。

卵巢雌激素、黃體素分泌戛然而止，子宮內膜不得不脫落。子宮內膜中的小血管也會斷裂而出血，這就是大姨媽。月經中主要成分就是血液和子宮內膜。

大姨媽的面貌如何？

妳的大姨媽正常嗎？都說自己最瞭解自己，只有自己知道自己是否正常，但是，很多人真的不知道自己的大姨媽是否正常。否則不會那麼多人數月不來月經也不來就診，月經量多到造成貧血才來就醫。是諱疾忌醫嗎？不是的，因為很多人不知道什麼樣的月經是正常的，也不能和那些正常的月經進行比較。尤其青春期開始就月經不正常的女孩，媽媽也沒有傳授給她月經的相關知識，而自己也沒有任何不適，因此誤以為自己的月經是正常的。

正常的大姨媽什麼樣？來去時間正常。女孩第一次來月經叫做初潮，應該在八～十六歲之間。八歲之前來月經叫做性早熟，可能影響身高發育；十六歲尚未初潮叫做原發性閉經，表示可能有生殖系統的畸形或內分泌系統的疾病。女性最後一次月經叫停經，一般在四十～五十五歲之間。早於四十歲叫卵巢早衰，會影響生育功能；晚於五十五歲，可能會發生子宮內膜病變，需要提高警惕。

大姨媽造訪的頻率正常。大姨媽造訪的頻率就是月經週期。月經週期就是指月經第一天到下一次月經第一天的時間間隔，以天計算。正常的月經週期在二十一～三十五天之間。短於二十一天叫做月經週期過短，長於三十五天叫做月經週期過長或者月經稀發。

有些人的月經來潮完全無規律可循，兩次的月經週期之間相差超過七天，叫做月經不規律。如果一次停經超過半年或者超出自己固有週期的三個週期，叫做繼發性閉經。

大姨媽做客時間適當。大姨媽造訪停留時間就是月經期，也就是一次月經持續的時間，一般為五～七天。短於三天叫做月經期過短，超過十天叫做月經期過長。月經期過短或過長，都可能顯示有子宮或者內分泌方面疾病。

月經量正常。這個是最難自我判斷的。教科書上說，正常的月經量在五～八十毫升之間。可是五毫升有多少？八十毫升有多少？月經出血量不能用量杯稱量，也不能用天秤稱重。醫師習慣在接診月經不正常的女性時詢問使用衛生棉的數量：每天更換幾次？一共用多少片、多少包？但是衛生棉大小厚薄不同、每個人更換衛生棉的頻率也不同，因此常無法十分準確估計。即便如此，觀察衛生棉依然是比較準確判斷月經量的辦法。我曾經用藍墨水和普通衛生棉做過一個試驗。五毫升，在普通日用衛生棉上僅僅留下狹窄的痕跡，如果衛生棉能夠浸滿濕透為二十五～三十毫升，一旦超過四十毫升，就會溢出。如果月經期延長，也可能會月經過多。月經過多表示子宮可能有異常，且可能導致貧血。月經量過少，可能是子宮內膜損傷或者卵巢功能降低。

舒適的大姨媽。大姨媽是女性最親的親人，每月來訪一次，即便不會帶來強烈的愉悅，也不該引起嚴重的不適。但不幸的是，很多女性的月經確實會造成嚴重不適，甚至疼痛。月經期下腹痛嚴重，隨著月經結束而好轉的叫做痛經。初次月經來潮就發生痛經叫做原發性痛經。隨著年齡增長才逐漸出現痛經並且逐漸加重，叫做繼發性痛經。有些女性痛經非常嚴重，影響生活、工作，也影響生活品質。

妳的月經正常嗎？

青春期來了，大姨媽沒有如期造訪

一個女孩子到了十六歲的豆蔻年華，但月經未來潮，或者已經十四歲還看不到第二性徵的發育，就是原發性閉經，應該積極檢查原因和治療。

什麼是第二性徵？

男女有別。一個嬰兒出生的時候，醫師、家人都是根據嬰兒的生殖器進行性別鑒定。一般情況下，這就夠了，只有極少數新生兒生殖器官外形模糊，無法鑒定性別。因此外生殖器官就是第一性徵。

成年後，我們不需要再看一個人的生殖器官來判斷性別，那靠什麼？靠外表。走在大街上，我們根據一個人的外表就能判斷性別，這些外表特徵就是第二性徵。如：女性的乳腺，男性的鬍鬚、喉結、聲音等。男女青春期發育後還有一個共同的特徵變化：陰毛和腋毛。

這些性徵的出現就是性腺開始啟動的標誌。一般女孩子開始出現第二性徵後兩年左右月經來潮。女孩身體開始發育，月經來潮意味著女孩長大了、進入青春期。但是如果沒有按時發育、按時來月經，並不意味著有更美好、更長久的童年，而可能有一些嚴重疾病，所以家長須留意。

初潮的早晚也有變化，現在女孩子普遍十二歲前後初潮，三十年前的初潮年齡比較晚，約十四歲。原因很多，和營養、光照等都有關。因此原發性閉經的年齡定義也有變化。以前教科書定義十六歲無性徵發育、十八歲不來月經即為閉經。

青春期少女為什麼不來月經，不來月經怎麼辦？

女孩要來月經，每個月出一次血，需要很多器官協同作用，包括下視丘—腦下垂體—卵巢，這是女性的內分泌軸，是下命令來月經的三級領導，最後執行出血的器官是子宮，而這些血液要通過陰道流出。任何一個環節出問題，都可能導致不來月經。

1.營養不良性閉經。雖然現在物質豐富，發生營養不良的應該不多，但有些家長和孩子怕胖，導致過度節食而發生營養不良。營養不良可能導致原發性閉經也可能導致繼發性閉經。

2.過度運動。見於那些從小成為職業運動員的小女孩。過度運動和營養不良一樣，會影響生殖內分泌最上部的器官——下視丘，導致功能障礙，可能導致原發性閉經也可能導致繼發性閉經，叫做下視丘性閉經。

3.腦下垂體功能紊亂。如果一些先天性的垂體疾病使垂體不能正常分泌激素（濾泡刺激素、黃體成長素）或者分泌過多泌乳素，如垂體的泌乳素瘤等，那麼也不會來月經。這叫做垂體性閉經。

4.先天性卵巢發育不全。有一種疾病叫做透納氏綜合症，是一種染色體疾病。正常人有二十三對四十六條染色體，但這種疾病的患者只有四十五條染色體，缺乏一條性染色體。染色體是四十五，X，表現為女性，有卵巢，外生殖器官也是女性表現，但卵巢發育不全，青春期後，不能分泌雌激素、不能排卵、不能來月經，身材也非常矮小。也有一種染色體是正常的，但卵巢發育不全。

5.腎上腺皮質增生症。嚴重的腎上腺皮質增生症，出生時外生殖器屬男性，但性腺是女性性腺，輕者會出現原發性閉經或繼發性閉經。它也會有高雄激素的表現，主要原因也是先天性酶缺陷。

6.卵巢不敏感綜合症。卵巢要排卵、分泌雌激素都需要垂體分泌的濾泡刺激素、促黃體素的作用，也就是上級領導要發話。但是如果上級發話了還不執行，也不能完成任務。這個病就是卵巢對濾泡刺激素、促黃體素不敏感，因此不能發揮功能。

7.生殖道畸形。先天性無子宮、陰道閉鎖、處女膜閉鎖都會導致閉經。如果有子宮，子宮也有子宮內膜，那麼會產生經血，但無法經過陰道流出，導致經血瀦留在子宮腔、陰道內，就會有明顯的症狀——週期性下腹痛。事實上只有這一種情況才會發生一般常說的月經不來、經血堵住的情況，如果沒有子宮以及其他原因的閉經不會有這種症狀。

8.雄激素不敏感綜合症。這個疾病染色體是男性、性腺也是睪丸，但外生殖器官為女性。一般會按照女孩方式進行撫養，到了青春期發生閉經就診，經檢查才能診斷。

閉經是很多疾病的共同症狀，疾病不同，產生的影響也不同。

1.不能生育。如果閉經是由於卵巢發育不全導致，那麼就不能排卵，而且促排卵也不會成功，最終的結局是無法生育自己遺傳學意義上的後代。如果是由於子宮畸形、先天性無子宮，那麼就不能親自孕育自己的後代。卵巢功能發育不全的，可以通過贈卵孕育胎兒，而子宮畸形者可以通過代孕獲得自己的孩子。這是科學昌明、醫學進步帶來的一些希望。

2.不能性生活。一些先天性的無陰道者如果不進行手術糾正，就不能正常結婚過性生活。

3.影響健康。如果閉經是由於卵巢發育不全或營養不良、過度運動引起，就不會分泌雌激素，會影響生長發育、出現骨質疏鬆以及一些其他缺乏雌激素所引起的疾病。一些疾病本身還有其他症狀。腎上腺皮質增生症是由於雄激素增高而肥胖、多毛。

閉經要做哪些檢查?

作為女孩的家長，一定要注意她的生長發育情況。到了十四歲還沒有發育跡象、十六歲還沒有來月經，一定要去婦產科就診，進行婦科檢查，瞭解外生殖器的發育情況，確認是否無陰道、處女膜閉鎖。然後進行超音波檢查，瞭解子宮、卵巢情況。若發現卵巢、子宮有異常，必要時要進行染色體檢查。

治療的目的：能有性生活、能來月經、能有性激素作用、能生育。目標是逐級的，並不是每一個患者都能達到最終目標。這時家長需理智以對。

很多年前，一個十三歲的小女孩，週期性腹痛幾個月，因為疼痛數天後能夠緩解，家長並未重視。但疼痛一次比一次嚴重，終於有一次孩子實在難以忍受，家長才帶孩子來就診。家長沒有想到是婦科的問題，先帶她去外科檢查。外科醫師給她做了超音波檢查。超音波顯示宮腔、陰道內有大量積液，遂將她轉診婦產科。小女孩十三歲，尚未月經初潮。我檢查後，發現小女孩就是處女膜閉鎖。外陰的發育雖正常，但陰道處無開口，能看見處女膜是無孔的，由於積滿了血液而呈現紫藍色，於是我立刻給她做了一個簡單的處女膜切開手術，大約流出巧克力色的陳舊經血五〇〇毫升。雖然手術會使局部有一點疼痛，但切開後經血流出，孩子的腹痛一下就緩解了。

其實幾個月前，這個孩子就月經初潮了。子宮產生經血，但經血流出的最後一道關卡關閉了，使經血滯留在子宮、陰道內，越積越多，疼痛逐漸加重。因為沒有看到陰道流血，家長誤以為月經未初潮。處女膜閉鎖者在切開處女膜後就能夠正常來月經，將來也能夠完成性生活，當然也能夠生育。

先天性無陰道者，可以進行陰道成形手術，這樣能夠達到治療的第一目標。陰道成形術，在現有的醫學條件下已經是非常成熟的手術方式。在男變女的變性手術中，這是一個非常關鍵的手術環節。沒有陰道成形術，僅僅切除睪丸和陰莖，不是一個真正的變性手術。

卵巢功能不全者，給予激素替代治療，就能夠達到第三級目標，如果有子宮，補充激素就會來月經，但是不能有自己的寶寶，在有贈卵的情況下，能進行生育（贈卵需法律允許）。

有一些疾病如營養不良性閉經、運動性閉經、腎上腺皮質增生症等，經過增加營養、減少運動、補充激素、藥物促排卵可以達到生育目的。

原發性閉經是一個很簡單的症狀，但是背後可能是很複雜的疾病，要儘早發現、診斷、治療。尤其染色體異常、性別模糊的，早診斷、早確定社會性別，可防止出現心理性別和社會性別、生理性別的認知混亂。

影響生育、毀了面容、導致癌變的多囊性卵巢症候群

多囊性卵巢症候群是導致育齡女性月經失調、非常常見的一種疾病，不僅會月經異常，也影響生育、影響健康。

多囊性卵巢症候群是什麼病？

多囊性卵巢症候群英文縮寫是PCOS，是一個青春期發病且影響一生的疾病。

病在基因

多囊性卵巢症候群是一個多基因遺傳性疾病，這個病不能從根本上治癒，因為病在基因。但並不是家中一定會有相同疾病的患者，也不是媽媽患有這個病，女兒就一定有這個病，更不是說一個多囊性卵巢症候群的患者，其女性長輩也一定是患者。因為基因性的疾病也受環境因素影響，比如飲食、生活方式等都會影響疾病發生。我們不能改變基因，但可以改變生活方式、飲食習慣。

多囊性卵巢症候群是慢性疾病，和高血壓、糖尿病一樣，與遺傳有關，不能根本上治癒，也就是我們普通人想像的治癒——吃藥、打針幾個療程，然後恢復正常。事實上，人類的疾病沒有幾個是能夠這樣治癒的。大多數慢性病，如果通過正規治療，是可以控制病情的發展，長期帶病生存。比如糖尿病，有些患者很小就患有1型糖尿病，長期注射胰島素，血糖能穩定控制，不會發生併發症。多囊性卵巢症

候群就是這樣一個疾病，只要正規治療，能夠以很好的狀態長期健康生存。

影響生育

多囊性卵巢的疾病命名是超音波上可見超過十二個以上的濾泡，呈多囊狀。但不是所有多囊性卵巢症候群患者都有這樣的超音波表現。

多囊性卵巢發生的原因是卵巢受到刺激，有比較多的濾泡啟動發育，但不能離開卵巢——排卵。因為沒有排卵，或者不能每月一次排卵、排卵稀發而影響生育，屬於排卵障礙、卵巢性不孕。想要生育的女性，需要進行促排卵治療。

傷了內膜

多囊性卵巢症候群如果伴有稀發排卵或無排卵，卵巢無黃體素分泌，而導致子宮內膜不能在黃體素作用下改變，因無黃體素驟降，所以無月經來潮表現。但卵巢比正常卵巢有更多濾泡，雖然無排卵，但仍有一定水準的雌激素長期作用。子宮內膜長期處於雌激素作用下，沒有黃體素的對抗和保護，且無週期的脫落，因此極其容易發生子宮內膜過度增生。

毀了面容

多囊性卵巢症候群往往有高雄激素的表現。高雄激素有兩個較為突出的表現：多毛和反復發生的痤瘡。多毛女性除了陰毛分布類似男性（男性陰毛呈現菱形，上部達到臍部，下部達到肛門前，女性是倒三角形，僅在陰阜及大陰唇處有陰毛）外，四肢毛髮多、粗，唇周圍有小鬍鬚；乳暈周圍也有較長的毛髮。復發性的痤瘡是指面部、後背處多發的、反復發生的感染性痤瘡，遷延不愈，嚴重者會留有瘢痕。

無論多毛、痤瘡都會影響女性面部美觀。

高雄激素的患者，不該長毛的地方長毛，但需要毛髮濃密的頭部，往往因為脂漏性皮炎而脫髮，PCOS患者往往很難長髮飄飄。

約七〇%的患者為肥胖症患者。以目前的審美觀，肥胖也是影響美觀的一個很重要因素。

多囊性卵巢患者常常有黑棘皮症，皮膚皺褶處發生灰棕色或黑色色素沉澱，特徵皮損為表面乾燥、粗糙，逐漸增厚成細小乳頭，如絨毛狀、天鵝絨狀改變。我的一個患者，頸部有黑棘皮症的表現，總被媽媽批評洗澡沒洗乾淨而感到非常冤枉。黑棘皮症是胰島素抗性的一個皮膚表現。什麼是胰島素抗性？請繼續讀下去。

併發高糖

1. PCOS患者往往有胰島素抗性的表現，這既可能是PCOS的病因，也可能是PCOS的結果。尤其是伴有肥胖的PCOS患者。

2. 胰島素抗性，不僅影響血糖代謝，也影響血脂代謝，導致併發高血脂、脂肪肝。什麼是胰島素抗性？胰腺分泌的胰島素會作用在很多組織，與血糖、血脂的代謝有關，組織在胰島素的作用下將葡萄糖轉化為能量或者脂肪而降低血糖。但一部分人對胰島素不敏感，雖然胰島素素值正常，依然不能正常代謝血糖、血脂，胰腺組織代償性地增加更多胰島素分泌，這就叫做胰島素抗性。胰島素抗性的患者初期血糖、血脂正常，但胰島素值會增高。病情嚴重時，不僅胰島素值發生變化，血糖、血脂水平也會發生變化，發生高血糖和高血脂。2型糖尿病是由胰島素抗性而導致胰島素相對不足，從而導致高血糖。

3.高血糖、高血脂、高血壓，綜合叫做代謝綜合症，最終會影響血管健康發生動脈粥樣硬化，併發冠心病和腦血管的意外。

導致癌變

子宮內膜癌是PCOS最嚴重的併發症。子宮內膜腺癌發病的根本原因是沒有排卵、沒有黃體素分泌而導致子宮內膜過度增生。長期過度增生就會發生癌變。

多囊性卵巢症候群診斷很難嗎？

多囊性卵巢症候群其實不難診斷，主要有三個標準：

1.稀發排卵或者無排卵。

2.高雄激素表現或高雄激素血症。

3.超音波診斷卵巢多囊的表現。

上述三條符合兩條（要排除其他原因引起的高雄激素）即可診斷為多囊性卵巢症候群。

需要說明的是：

1.有月經不意味著有排卵，月經規律不意味著排卵規律。因此如果有其他表現而懷疑PCOS的要檢查排卵情況。

2.診斷多囊性卵巢症候群有確定標準，還有排除標準，因此診斷並非易事。要做相關檢查和化驗才能排除其他原因的高雄激素，比如腎上腺的超音波、CT檢查，硫酸脫氫表雄酮、17-α羥化酶等檢測。

3.青春期月經初潮最初幾年可能月經不規律，而且由於腎上腺功能剛剛建立，會有易發痤瘡等高雄激素的表現。診斷青春期PCOS需要慎重。

PCOS怎麼治療？

PCOS的表現很多樣，醫學上叫做異質性，通俗講就是同樣被醫師診斷為PCOS，但表現可能差異很大。比如有人胖，有人可能比較瘦；有人月經正常，有人閉經；有人能正常懷孕，有人可能不孕；有些人有高雄激素的表現，有些人沒有高雄激素表現。

治療PCOS要根據患者症狀、生育需求以及併發症情況進行對症治療。沒有藥物能夠從根本上治癒多囊性卵巢症候群。

1.生活方式改變。這是最重要、最基本的治療，尤其對於體重指數超標的患者，有二十五%的患者單純減輕體重就能恢復排卵和月經。改變生活方式、減少攝入脂類、降低體重對預防糖尿病、高血脂、心腦血管疾病都有很大好處，也可以改善多毛和脂漏性皮炎、黑棘皮症的症狀。因此改變生活方式、降低體重是比藥物治療更重要的治療。當然體重正常的女性要保持，過度節食減肥會帶來新的內分泌問題。

2.降低雄激素。如果有高雄激素表現的困擾，需要降雄激素。口服短效避孕藥中的黃體素成分有降低雄激素的作用，尤其以黛麗安糖衣錠、優思明效果好。服藥三個月可改善痤瘡、六個月改善多毛。安體舒通也有降低雄激素的作用。

3.無生育需求者做人工週期保持月經規律、保護內膜。保證每月月經正常來潮，能防止子宮內膜過度增生和惡變。方法就是用雌、黃體素或者口服短效避孕藥來進行人工週期治療。

4.有生育要求的要促排卵治療。只有排卵才有可能懷孕。想懷孕，排卵才是硬道理。

5.如果有胰島素抗性，也就是胰島素水準增高，可以給予二甲雙胍治療。服用二甲雙胍增加胰島素敏感性，有助恢復排卵，預防糖尿病。

6.有糖尿病、脂代謝異常的要給予相應的內科治療。

7.手術治療。對於頑固性排卵障礙者，藥物促排無效的，可以進行腹腔鏡下卵巢打孔手術。這個治療方法不作為首選方法，因為有可能損傷卵巢。

8.試管嬰兒。如果經過上面的綜合治療，仍然不能成功懷孕，可以考慮體外受精—胚胎移植（俗稱試管嬰兒技術）進行輔助生殖促進懷孕。

9.PCOS是慢性病，為預防糖尿病、高血脂、冠心病、子宮內膜癌，需要長期治療，即便生育後都要長期治療。

小結

1.無生育要求的對症治療：減肥、人工週期、降雄激素、降胰島素；有生育要求的要促排卵。

2.促進生育和保證健康是PCOS治療的兩大治療目的。

3.PCOS是慢性病，需要長期治療。任何試圖吃幾個月藥就能永遠治癒、月經永遠正常的想法都是錯誤的。但也有一部分人，曾經診斷為PCOS月經、生育都正常。

4.口服短效避孕藥對PCOS患者是比較好的避孕方法。黛麗安糖衣錠在保持月經規律、保護子宮內膜、降低雄激素和避孕上都能起到相應的作用，因此一直是多囊性卵巢症候群的首選藥物。

妳是高雄激素的女漢子嗎？

現代女性不僅在家要擔任賢妻良母，在社會中扮演的角色也與男性越來越相似。各行各業都有女性的身影，有些行業女性還占了大多數。家庭事業兩不誤的女強人隨處可見，在一些以體力見長的體育項目中也有很多女性參與：拳擊、柔道、舉重、足球等。女性在經濟、人格方面都相對很獨立，可謂女漢子。有道是上網、翻牆、殺毒、搬磚樣樣精通。

無論在社會上承擔的責任與男性多麼相似，女性與男性最大的差別是激素：男性分泌雄激素，女性分泌雌激素。但是確實有些女性是高雄激素的女漢子。妳是高雄激素的女漢子嗎？

高雄激素的女漢子有什麼特徵？

高雄激素是多囊性卵巢症候群的一個症狀，有些人表現為高雄激素血症，而有些人會有皮膚的高雄激素的表現。高雄激素不僅是多囊性卵巢症候群的症狀之一，也可能是其他疾病引起的。

常見的幾種女性內分泌相關疾病會有高雄激素的表現：多囊性卵巢症候群、腎上腺皮質增生症、高泌乳素血症。

女性高雄激素的表現主要有四點：肥胖、多毛、脂漏性脫髮和複發性痤瘡。

肥胖

肥胖和高雄激素是互為因果，可能是肥胖導致高雄激素，也可能是高雄激素導致肥胖。兩者之間還會互相促進，高雄激素讓患者更肥胖，而肥胖者更容易出現其他高雄激素的症狀。

什麼是肥胖？通常用體重指數來界定，雖然這不是十分準確，但比較方便可行。

體重指數（body mass index, BMI），BMI＝體重（kg）／身高^2（m^2）。BMI大於二十四為超重，BMI大於三十為肥胖，BMI小於十八為過瘦。

多毛

人身上的毛髮分為兩類，一類的生長不受性激素影響，如頭髮、眉毛和睫毛。另一類的生長需要雄激素的刺激，如陰毛、腋毛、鬍鬚和體毛。

男女兩性性成熟後都會出現陰毛和腋毛。男性隨著年齡增長，雄激素增多，唇部、耳前部、胸部、下腹部、軀體、四肢部的毛髮會增粗、變長、色深，唇部的是鬍鬚，胸部的則是胸毛。

如果女性因為種種原因體內雄激素增高，這些部位的毛髮也

修訂的 Ferriman 和 Gallwey 多毛症評分

區域	0分	1分	2分	3分	4分
上唇	無毛	散在幾根	外側 1/4	外側 1/2	全部上唇
下頦	無毛	散在幾根	散在，較多	覆蓋下頦，稀	覆蓋下頦，密
胸部	無毛	乳暈周圍	乳暈，胸中線	胸中線與乳暈相連	覆蓋前胸
上腹	無毛	中線幾根	中線，較多	覆蓋上腹 1/2	覆蓋上腹全部
下腹	無毛	中線幾根	中線，細帶狀	中線，粗帶狀	與陰毛相連，菱形
上背	無毛	散在幾根	覆蓋上背部 1/2	覆蓋上背，稀	覆蓋上背，密
腰骶	無毛	骶部幾根	覆蓋腰骶部 1/2	覆蓋腰骶部 3/4	覆蓋整個腰骶部
上臂	無毛	內側幾根	覆蓋內側面 1/2	覆蓋內側面，稀	覆蓋內側面，密
大腿	無毛	內側幾根	覆蓋內側面 1/2	覆蓋內側面，稀	覆蓋內側面，密

注：總分＞ 7 分為多毛症。

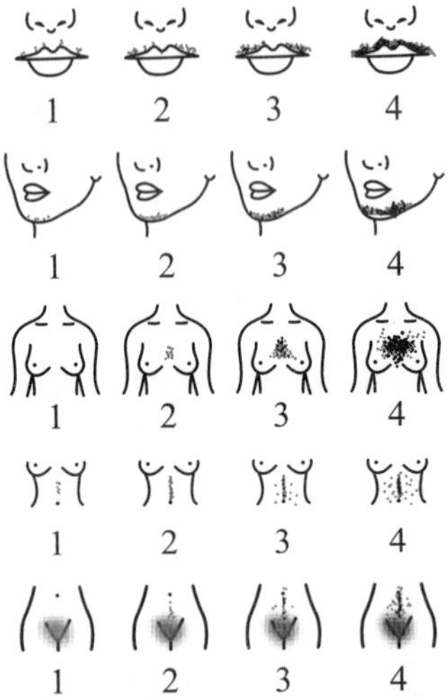

上唇、下頦、胸部、上腹、下腹部多毛的評分

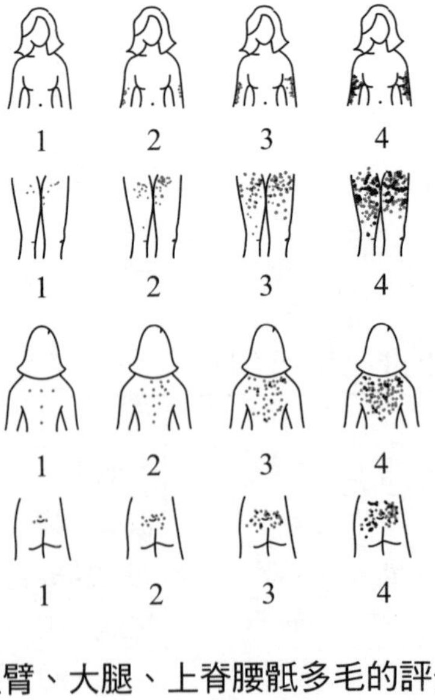

上臂、大腿、上脊腰骶多毛的評分

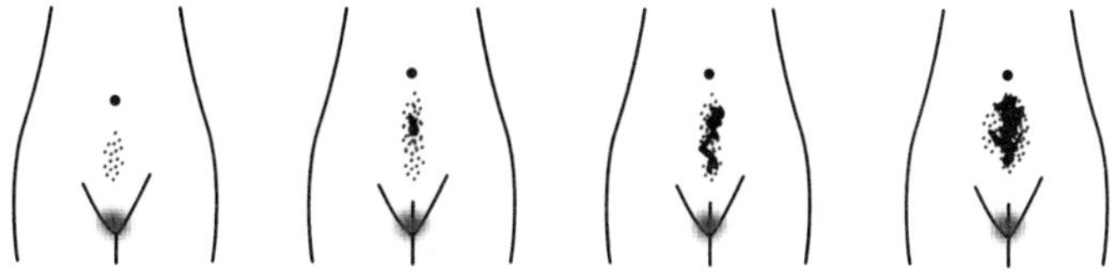

少許中線毛　一條中線毛　一條帶狀中線毛　倒「V」形生長

下腹部多毛評分

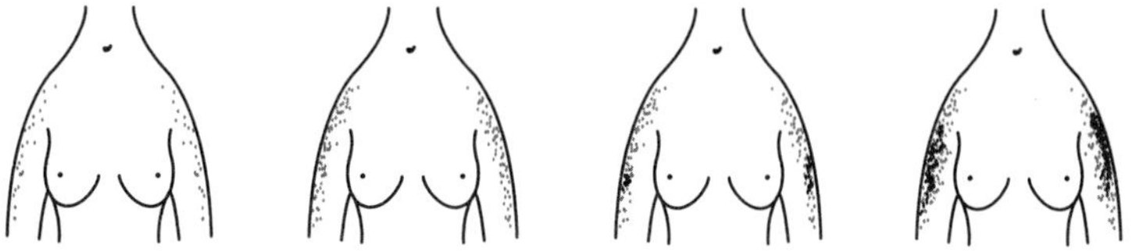

生長稀疏，未超過表達 1/4　較多但仍未完全覆蓋　完全覆蓋，少而重　完全覆蓋

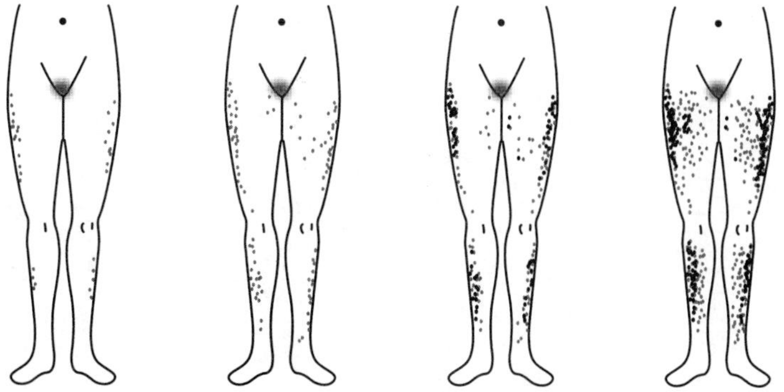

生長稀疏，未超過表達 1/4　較多但仍未完全覆蓋　完全覆蓋，少而重　完全覆蓋

上臂大腿多毛評分

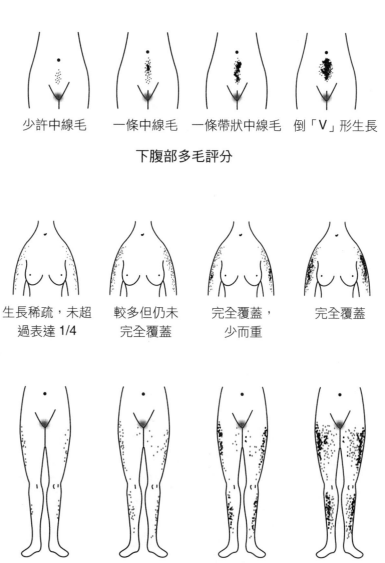

會生長而具有「男子漢氣概」。

什麼情況下才能叫做多毛？

評價多毛症的程度通常是沿用Ferriman和Gallwey（一九六一）評分法，上唇、下頦、胸部、上腹、下腹、上背、腰骶、上臂、前臂、大腿和小腿十一個分區，根據視診毛分布的多少，分別記為〇～四分，總分達八分可以診斷多毛症。有人認為，前臂和小腿的毛對雄激素不敏感，不計入評分，其餘九個區的總分達七分為多毛症。

多毛首先表現為口周有小鬍鬚，在上唇和下頜部。

雄激素高的時候，胸部會出現毛髮，表現為乳暈以及中線部位的毛髮生長。亞洲女性極少出現嚴重胸毛，更多的是乳暈有粗長硬的毛。可以說乳暈部位一毛定乾坤，有一根毛就能診斷高雄激素。

正常女性的小腹部也沒有性毛。女性的陰毛是倒三角形的，但如果雄激素高，陰毛會向上延續至小腹部甚至臍部，而呈現菱形。向下則延伸至肛門周圍。

很多高雄激素的女漢子們更多的是表現為手臂、小腿處有濃密毛髮。這也會讓女孩們很難過，夏季不敢穿短袖和裙裝。

這個標準更適合歐美人，因為正常情況下，她們的體毛也比亞洲人更多，客易出現嚴重的多毛。亞洲女性極少出現圖中的重度多毛。

脂漏性脫髮

頭髮生長不受雄激素影響，高雄激素不會讓頭髮變得濃黑稠密，反而會讓原本飄逸、濃密的長髮變稀疏，男性的髮際線會逐漸後退。為什麼？因為高雄激素會引起脂漏性皮炎，最後導致脂漏性脫髮。

一句話：高雄激素會讓該長毛的地方脫毛，不該長毛的地方毛髮濃密。

痤瘡

痤瘡，我們常叫做青春痘，是青春期常見的毛囊皮脂腺脂漏性炎症性疾病，表現為粉刺、膿皰、結節、囊腫及瘢痕，好發於面部、胸背部等富於皮脂腺的部位。

痤瘡的發生和雄激素有關，青春期時腎上腺功能初現，體內雄激素突然增多，很多男孩、女孩開始出現痤瘡，隨著內分泌穩定，大多數會好轉。但是如果由於種種原因，雄激素仍然超高，就會出現復發性痤瘡。只有復發性痤瘡才是高雄激素的表現，偶爾臉上長一顆痘痘，不是高雄激素的表現。

復發性痤瘡主要是指那些經連續一個月以上常規藥物治療，痤瘡皮損無改善或消退緩慢，或停藥後很快復發的痤瘡類型。一般劑量的有效抗生素治療無效，有些患者甚至在治療過程中病情繼續進展，形成毀容性瘢痕。

肥胖、多毛、脂漏性脫髮和復發性痤瘡是高雄激素的表現，如果有上述表現，基本上可以判定為高雄激素，可作為診斷多囊性卵巢症候群（PCOS）的標準之一。如果月經稀發或者閉經，不論有無高雄激素的表現，都要做相應的化驗，以判斷是否有高雄激素血症。如果有高雄激素血症，即便無高雄激素的表現，仍可作為診斷多囊性卵巢症候群的標準之一，同時通過化驗以鑒別高雄激素的來源。

判斷高雄激素應該做哪些檢查？

總睪固酮（total testosterone, TT）：一般醫院都能做這項檢查。睪固酮中約六〇％與性激素結合球蛋白結合而不發揮作用，只有那些不與任何蛋白質結合的游離睪固酮才發揮雄激素的作用，這只占總睪固酮的二％。因此很多高雄激素表現者總睪固酮並不高，而是游離睪固酮增高。

性激素結合球蛋白：性激素結合球蛋白的高低影響游離睪固酮的水平，在總睪固酮不變的情況下，性激素結合球蛋白值下降，游離睪固酮就會增加。因此查總睪固酮同時檢查性激素結合球蛋白，有臨床意義。

游離睪固酮：測試方法複雜，臨床上不常採用，但可以通過總睪固酮和性激素結合球蛋白來計算雄激素指數：

雄激素指數＝總睪固酮／性激素結合球蛋白×一〇〇％

硫酸脫氫表雄酮（dehydroepiandrosterone sulfate, DHEAS）：九十七％～九十九％DHEAS來源於腎上腺的分泌，因此是腎上腺分泌雄激素過多的標誌。

雄烯二酮：也是一種雄激素，約十八％的多囊性卵巢症候群患者僅有雄烯二酮增高，因此測定雄烯二酮也有意義。

如果妳有月經稀發和閉經的問題，去醫院做這些檢查吧。對照一下自己的皮膚面容，看看化驗單，妳是高雄激素的女漢子嗎？

女漢子變成萌妹子

什麼是萌妹子？我的萌妹子標準不是只會嘴上發嗲，男朋友不在身邊連水都喝不到嘴的、不能獨立處處依賴父母男人的女性。我的萌妹子標準是相對於高雄激素的女漢子而言：體重理想、臉上無痘、嘴上無毛、頭髮濃密的女性。

精神、人格和經濟獨立，有頭腦、善思考、努力工作的女漢子不是病，肥胖、復發痤瘡、多毛的高雄激素女漢子才需要治療。女漢子變成萌妹子當然不是做變性手術，但有些情況需要手術治療。高雄激素的女漢子怎麼治療？

第一重要的是減肥！減肥！改變生活方式，一方面控制熱量的攝入——少吃；另一方面增加能量的消耗——多運動。體重達到理想體重時，一部分人的高雄激素血症或者高雄激素的表現就能明顯緩解，小鬍鬚和痘痘都會減少。

一次，一位媽媽帶著女兒來就診。媽媽面容精緻，穿著時尚，一看就是一位非常注重容貌的女性，女兒是處於青春期的國中生，比較肥胖，有七十～八十公斤，身高一五八公分，面部有非常嚴重的痤瘡，連成片，陳舊的形成了瘢痕，新發了仍在化膿。媽媽非常苦惱，跟我說只要不再有新發的，可以選擇鐳射、磨皮等讓臉部變光滑，但是現在總是不斷有新痘出現，毫無好轉跡象。

我讓孩子少吃多運動、減肥。一個月後，患者再來就診時，小朋友絲毫沒有變化，媽媽說正是發育、學習壓力重的年紀，不忍心讓孩子少吃。再後來，她們再也沒有找我看過，也許是去了皮膚科。

治療高雄激素更重要的是根據不同的病因進行治療。

腫瘤

如果是卵巢或者腎上腺分泌雄激素的腫瘤，就必須手術切除。好在這個原因造成的高雄激素並不多。腫瘤引起的高雄激素往往非常嚴重。雄激素化驗值非常高，而且硫酸脫氫表雄酮異常增高，表明雄激素主要來源於腎上腺。

多囊性卵巢症候群

青春期發生高雄激素的更多見於多囊性卵巢症候群。多囊性卵巢症候群的患者除了高雄激素，也會有排卵稀發或者月經稀發。由於卵巢多囊，體內雌激素值不低，因此臨床常用黛麗安糖衣錠。黛麗安糖衣錠最初作為避孕藥應用於臨床，其中的環丙黃體素是一種人工合成的黃體素，能夠對抗雌激素保護子宮內膜，防止子宮內膜在雌激素長期作用下發生惡變。同時，短效口服避孕藥能夠做人工週期治療，使月經保持規律。更重要的是，環丙黃體素有抗雄激素的作用。在幾種口服避孕藥中，黛麗安糖衣錠的抗雄激素作用最強，其次是優思明，再次是母扶樂錠。因為黛麗安糖衣錠能降低雄激素、保持月經規律、保護子宮內膜，因此是PCOS標準治療藥物。

黛麗安糖衣錠作為短效口服避孕藥，服用方法很簡單，月經第一天開始每天一粒，服用二十一天後停藥七天。然後開始下一個週期的藥物服用。周而復始，連續若干週期。

服用黛麗安糖衣錠期間有避孕效果，如果PCOS患者兼具不孕可短期服用，雄激素降低、LH降低後就停藥開始促排卵治療。

服用黛麗安糖衣錠三個月後對於復發痤瘡有明顯療效，但對於多毛需要六個療程才會明顯起效。除了黛麗安糖衣錠等短效避孕藥，安體舒通、氟他胺、酮康唑、非那斯特萊等也可以應用。安體舒通原是利尿劑，單獨應用可以減輕四〇%的多毛，五〇%的患者能有效恢復排卵，但常發生月經異常。臨床常與黛麗安糖衣錠聯合使用。副作用是高血壓、多尿和高血鉀。

臨床上治療PCOS最常用的是黛麗安糖衣錠和安體舒通。

先天性腎上腺皮質增生症

先天性腎上腺皮質增生症也是引起高雄激素的常見疾病。先天性腎上腺皮質增生是一種常染色體隱性遺傳病。由於體內缺乏一種酶，進而導致腎上腺減少分泌腎上腺素。體內的負反饋引起垂體分泌更多促腎上腺素。促腎上腺素就好比領導發號的施令，腎上腺在促腎上腺素作用下增生，提高了產量，但由於缺乏酶，仍然不能完成腎上腺的生產，雄激素的生產就會過多，導致雄激素增高。

先天性腎上腺皮質增生症也分為很多種，嚴重的會表現為女胎男性化（外生殖器官畸形）和新生兒期嚴重的電解質紊亂、嘔吐、脫水、休克等。還有一種非典型的腎上腺皮質增生，男孩會出現性早熟，女孩表現為多毛、痤瘡和肥胖。典型的先天性腎上腺皮質增生症，如生殖器官畸形，可能需要手術矯正。

女性患者需要終身治療，治療方法是糖皮質激素、鹽皮質激素的替代治療。糖皮質激素、鹽皮質激素替代後，抑制了下視丘的負反饋，腎上腺分泌雄激素就會降低。

先天性腎上腺皮質增生症現在已經列為新生兒篩查的項目之一。

高泌乳素血症

臨床上很多患者同時存在高泌乳素血症和高雄激素血症或者高雄激素的表現，那麼也要同時進行降低雄激素和降低泌乳素的治療。降低泌乳素的藥物是溴隱亭。

來婦產科就診的患者主因是月經失調、不孕。在治療這些疾病時順便治療了多毛與痤瘡。很多女孩子高雄激素導致痤瘡和多毛，但無月經問題，或者有損美麗的困擾高於月經問題的困擾，因此並不首先選擇婦產科就診，而是選擇皮膚科。

一般女性嚴重多毛者不多，更多的女性會選擇脫毛膏、除毛刀和鐳射來解決這個問題。但對於嚴重的復發痤瘡則束手無策。

皮膚科治療痤瘡？因不是我的專業，我不能給出很好的答案。但有幾點我要提醒一下重度痤瘡的女漢子們。

1. 洗臉。面部皮膚清潔非常重要。痤瘡本身就是皮脂腺的感染。面部暴露在空氣中，會沾染大量灰塵，加重感染。每日至少洗臉兩次，並選用合適的清潔產品。

2. 不要戴口罩。戴口罩時，由於呼吸的濕氣積在裡面，局部溫潤更有利於細菌繁殖，尤其口罩若不及時清洗，會加重感染。當然，霧霾天氣、肺及全身的健康和臉只能權衡一下了。

3. 少摸臉。越是臉部有異常越喜歡摸臉。手部沾染細菌很多，絕不是我們想像的那麼乾淨。頻繁摸臉也會加重痤瘡感染，而且摸臉也是感冒病毒傳播的原因。

4. 適當應用抗生素。痤瘡是皮脂腺的感染，抗雄激素非常重要，但嚴重的痤瘡需要用抗生素治療。

紅黴素、美滿黴素是常用的抗生素。

5.口服A酸：可以有效治療重度痤瘡，但副作用較大，最重要的是它有強烈的致畸作用，對於哺乳也不安全，因此用藥期間嚴格避孕。停藥後至少避孕三～六個月。服藥期間若懷孕，建議流產。

讓人痛不欲生的子宮內膜異位症和子宮腺肌症

五年前一位患者來找我，要求一定要切除子宮。她四十歲，是幹練的事業型女性。原本她的事業做得風生水起，是一個部門的負責人，要經常出國出差，很忙碌。但她每次來月經都痛得死去活來，嚴重影響工作和生活。難以忍受的痛經，最後發展為沒有月經的時候也痛。她經常請假、跑醫院，身體狀態已經不能適應那份工作，於是她辭職了。因為嚴重的痛經、慢性骨盆腔痛，她跑遍了醫院，吃藥、打針，花了幾萬元，仍沒有好轉，反而有加重的趨勢，因此來要求我給她手術切除子宮。

還有一位患者，三十八歲，已婚未育、頂客家庭，堅決不想生育。她遇到的苦惱也是痛經、月經量增多。斷斷續續治療後，子宮越來越大，她也絕望了，堅決要求切除讓她疼痛難忍的子宮。

她們兩位，一個是子宮內膜異位症，一個是子宮腺肌症。這兩個疾病有一個共同的症狀——痛經，還有一個共同的病理——子宮內膜離開了它該在的地方，雲遊他方了。

首先說說什麼是子宮內膜異位症。子宮是個外形像倒梨形的空腔器官，主要結構是一層厚厚的肌肉，形成胎兒居住的宮殿。沒有胎兒居住的時候，像沒有充氣的氣球，腔只是兩層肌肉貼在一起的縫隙。肌肉的內外層各覆蓋一層膜，內層的膜叫子宮內膜，外層是漿膜。內膜，從字面上就可以理解，應該在子宮內部，會隨月經週期的變化增厚、脫落形成月經。如果因某些原因，離開了它原本應該生長的地方，女性就生病了。進入肌層的叫子宮腺肌症；如果進入骨盆腔，種植在卵巢上、骨盆腔腹膜上，就是子宮內膜異位症。甚至還可能種植在膀胱、直腸、肝、肺部等部位，這些都比較少見。在卵巢上的子宮內膜異位症常會形成囊腫，類似於卵巢的腫瘤，但不是腫瘤。異位的內膜也會和子宮內膜一樣隨月經週期發生出血，卵巢內膜異位囊腫內部會形成巧克力色的囊液，因此俗稱「巧克力囊腫」。

子宮內膜異位症發生的原因，醫學上有很多假說，現在普遍認可的假說是經血逆流、子宮內膜種植學說。月經時，子宮內膜通過輸卵管逆流至腹腔，積聚在骨盆腔最低點，並種植在這裡的腹膜和卵巢處。剖腹產後腹壁切口處子宮內膜異位症和順產後會陰側切口、子宮頸裂傷部位的子宮內膜異位症也證實了這個理論。

子宮內膜異位症的高危因素有：各種流產手術、子宮手術，各種影響經血流出的生殖道梗阻性畸形，都會增加經血逆流的機率和子宮內膜異位症的風險。前文提到處女膜閉鎖的小女孩，如果不進行手術切開引流，經血積聚在子宮腔內，壓力增加後，經血就會通過輸卵管流向骨盆腔。除了處女膜閉鎖，其他如陰道閉鎖、與正常子宮腔不通的殘角子宮，都可能發生經血逆流，因此，這類有生殖道畸形的女性發生子宮內膜異位症的機率會增加。

子宮內膜異位在其他部位，也往往會和在位的內膜一樣週期性出血，局部形成紫藍色的結節、纖維結締組織增生等病灶。

子宮內膜異位症和子宮腺肌症有相似的地方，都和雌激素相關，我們叫雌激素依賴性疾病，也有不同的特點。這兩種疾病常常伴隨發生，但不是同一種疾病。

所謂雌激素依賴性疾病，好發期在雌激素分泌旺盛的育齡期。青春期前或停經後基本不會發病或有新發病例。

什麼樣的症狀顯示還有內膜異位症和子宮腺肌症呢？

痛經、慢性下腹痛、性交痛、排便痛。常常是月經來潮的最初幾年沒有痛經，後來出現越來越嚴重的痛經。子宮內膜異位症侵犯到子宮直腸凹窩時，會發生性交痛和排便痛。性生活時發生陰道深部的觸痛，使女性性交困難、性慾下降。

月經量增多。子宮腺肌症常會月經量增多、月經期延長，嚴重的會導致貧血。

不孕。子宮內膜異位症、子宮腺肌症常會引起不孕。引起不孕的原因很複雜，如造成骨盆腔的黏連引起結構的改變，炎症因數、免疫因數等影響精子、受精卵成活等。

怎樣診斷子宮內膜異位症？

巧克力囊腫和子宮腺肌症，通常可以在超音波下明確診斷。其他骨盆腔子宮內膜異位症，結合臨床症狀、醫師體檢，可以初步做出診斷，但是明確診斷需要腹腔鏡檢查。

腹腔鏡檢查其實比開腹手術更能全面瞭解腹腔情況。腹腔鏡的鏡頭深入腹腔內部，可以擴大醫師的視野，如果通過不同角度進入腹腔，可以三六〇度無死角觀察腹腔各角落。在診斷治療子宮內膜異位症方面，腹腔鏡有得天獨厚的優勢。

在腹腔鏡下，借助各種精巧手術器具，可以很靈活、精確切斷、分離和止血，因此不會切不乾淨。

治療方法

子宮內膜異位症、子宮腺肌症有疼痛、出血、不孕等症狀，易復發且危害健康，因此治療的目的需明確：去除病灶、緩解疼痛、促進生育、預防復發。最好的治療方法有懷孕、促進生育、應用腹腔鏡。

子宮內膜異位症和子宮腺肌症在孕期可以得到緩解，並延緩複發，對於有生育要求的女性，懷孕是最好的治療法。但是子宮內膜異位症或者子宮腺肌症的患者往往不能自然懷孕，如果有不孕症或者嚴重的子宮內膜異位症，手術後應積極採取人工協助生殖技術，如試管嬰兒、人工授精等辦法促進生育。

很多患者經常會問我：得了這個病不做手術可以嗎？最好是藥物保守治療，最好是中藥治療。很遺憾，中藥是無效的，西藥中的激素類藥物有效，但是效果差，副作用大，也不能長期應用，停藥後病勢會反彈，因此常作為手術的輔助治療。手術是首選方法。現在有微創技術，可以採取腹腔鏡手術。腹腔鏡下既可以明確診斷又可以去除病灶、分離黏連，甚至切除卵巢以及子宮。

手術治療可以是保守性的、半根治性的和根治性的。

1.保守性手術。保留生育功能的手術。單純剝除巧克力囊腫、切除骨盆腔內膜異位病灶，最多切除一側卵巢。患者術後可以生育。年輕患者多數要採取保守性手術，即便已經完成生育，也不要輕易切除卵巢。

2.半根治性手術。保留卵巢功能的手術。切除子宮和一側附件，保留健康或相對健康的一側附件。體內還有一定的激素分泌。適合年齡比較大的患者。

3.根治性手術。切除全部內生殖器：子宮和雙附件。術後由於激素降低到停經後的水準，疾病不再復發。適合接近停經的女性患者。

預防復發非常重要。子宮內膜異位症是種慢性病，年輕女性是高發人群，而受制於年齡和生育需求，只能做保守性手術，術後非常容易復發。因此除根治性手術，術後應用藥物治療，進一步消滅術中肉眼看不見的病灶，防止或者延緩復發。這一點非常重要，很多患者術後認為自己痊癒，拒絕用藥、不復診，復發後病情可能更嚴重、更複雜。

治療子宮內膜異位症和子宮腺肌症常用的藥物包括達那唑、孕三烯酮（又叫內美通）、GnRH 類似物（柳菩林、達菲林、諾雷德等）、芳香環酶抑制劑（如來曲唑）、口服避孕藥和美服培酮，這些藥物都能抑制卵巢分泌，效果相似，但是副作用相差比較大。選擇藥物不是看作用結果如何，要根據不同患者的身體狀態來規避藥物副作用。具體的藥物選擇要諮詢醫師，合理選擇，交替長期應用。

接下來還要給大家介紹一下曼月樂避孕環。這是能夠緩慢釋放左炔諾黃體素的避孕環，除了用於避孕，現在更多用於治療子宮腺肌症引起的痛經和月經過多，是唯一適合月經過多患者選擇的宮內避孕器。如果子宮形成子宮腺肌瘤，還是要先行手術切除子宮的腺肌瘤病灶後再用曼月樂環，效果會更好。

預防

有效預防才能無患病之憂。遺憾的是，這個病無法完全預防，但做到以下幾點能減少發病。

1.做好避孕，不做不必要的流產和引產。人工流產和引產是子宮內膜異位症和子宮腺肌症的誘因。

2.盡可能自然產。這樣可以減少剖腹產腹壁切口的子宮內膜異位症。

3.發生痛經儘早就診。青春期痛經的患者將來發生子宮內膜異位症的機率高於非痛經者。定期體檢能及早發現子宮內膜異位症和子宮腺肌症。

4.不明原因的閉經、腹痛要及時就診，及時發現，解除生殖道梗阻引起的經血逆流。如處女膜閉鎖、殘角子宮等。

希望廣大女性患友瞭解這方面的基本知識，在治療過程中少走彎路。用最經濟、有效、適合自己身體狀態和生育要求的方式治療，既保證健康又能保證生活品質。

異常子宮出血

月經不正常的時候稱做異常子宮出血。月經過多、經期延長、不規律的子宮出血統稱為異常子宮出血。當然不是所有異常陰道流血都叫子宮出血，要將因子子宮頸疾病造成的出血排除在外。

異常子宮出血的原因可分為兩大類九個類型。

第一大類：通過超音波、核磁共振、病理檢查後診斷出有子宮結構或者病理異常。包括子宮內膜息肉、子宮肌瘤、子宮腺肌症和子宮內膜不典型增生或者癌變。

第二大類：沒有子宮、內膜結構改變或者病理變化，通常不能通過超音波、磁共振等影像學方法進行檢查，也沒有子宮內膜的病理改變。包括由於卵巢排卵障礙引起的出血，全身凝血功能障礙引起的出血。另外曾經做過陰道子宮腔手術導致異常子宮出血和不明原因的出血也在這個範圍內。

不明原因的出血，有時候只是暫時沒有查到原因而已，並非真的不明原因。醫學上很多疾病都是這樣不明原因，但有可能是沒有去深入檢查，也可能是醫學還未發展到能查明原因的程度。

下面我們瞭解一下常見的異常子宮出血的疾病。

排卵障礙性出血

排卵障礙已經夠不幸了，會發生生育困難，不僅如此，還可能導致異常子宮出血。

排卵障礙性的異常子宮出血，主要容易發生在三類人群：青春期、更年期和多囊性卵巢症候群的患者。

青春期，下視丘—腦下垂體—卵巢軸的內分泌功能剛建立，還不穩定，因此常會出現月經失調，表現是月經不規律，有時候幾個月才來一次月經。

一般情況下，如果月經量不大，初潮三年內不規律算是正常。初潮二～三年後，功能逐漸穩定，月經將逐漸形成規律。但有些女孩子，不僅月經不規律，量還會增多。可能發生在三年內，也可能發生在初潮三年以後。

更年期，由於卵巢上濾泡已經消耗殆盡，卵巢功能出現衰退，再次進入了下視丘—腦下垂體—卵巢軸功能的不穩定期。

極少部分女性在停經前月經會突然停止，大多數進入更年期的女性表現為月經稀發、月經推遲、二～三個月月經來潮一次，月經量不會增多，最後停止月經。

另一部分女性比較糟糕，會出現月經過多。幾個月不來月經，一來月經，量大如水庫開閘，而且持續時間久。

青春期是卵巢功能剛建立的時間，而更年期是卵巢功能要衰退的時間，因此會出現排卵障礙，這其中大部分人在生育年齡是能夠正常排卵的。排卵非常準時，月經週期正常，月經量也正常。

有一種特殊的內分泌疾病，會在整個育齡期發生排卵障礙，並常引起月經量增多，那就是多囊性卵巢症候群。

排卵障礙不代表卵巢功能不正常。這裡說的卵巢功能是指卵巢儲備功能，也就是說卵巢上濾泡的庫存。卵巢早衰、更年期、停經後卵巢的濾泡庫存量逐漸減少至沒有。而多囊卵巢患者，卵巢上的濾泡數量沒有減少，但由於一些機制，導致每個月有較多濾泡發育，因此分泌更多雌激素，卻仍無法排出一個濾泡。因為沒有排卵，月經週期會延長甚至閉經，但子宮內膜會在相對較高的雌激素作用下持續生長。如果長期不來月經，子宮內膜會過厚。無論最終是否排卵，出血的時候，就會發生出血過多。

雌激素對子宮內膜的促生長作用，對於生育當然是好的作用，子宮內膜有一定厚度才能確保胚胎植入。但如果長期沒有排卵，卵巢就不會分泌黃體素，那麼這種生長就變得無法控制，變得過度增生——不典型增生——子宮內膜癌。

發生了子宮內膜的不典型增生和子宮內膜癌的異常子宮出血就屬於異常子宮出血中的第一大類，病理檢查能夠診斷。而沒有發生不典型增生前的排卵障礙性子宮出血屬於異常子宮出血的第二大類。

排卵障礙性的異常子宮出血表現為：

1.月經稀發——通常月經週期超過三十五天以上。

2.月經量大、經期時間長——量超過八十毫升，頻繁更換衛生棉依然會弄髒衣褲，持續時間往往超過十天，很難自然止血。

3.伴有貧血——很多人會一次月經後血紅蛋白降得特別低。

當月經過多、子宮出血持續時間過長，常會引起失血性貧血甚至休克。而長期慢性嚴重的貧血，會增加心臟的負擔，出現貧血性心臟病。長期子宮出血易發生子宮內膜炎。而且要特別當心子宮內膜增生甚至發生癌變。

治療方法：止血、抗貧血、人工週期治療。

止血

採用藥物或者刮宮的方法止血。如果已經發生嚴重的貧血需要立即止血，長期月經量過多的女性，尤其是已婚女性需要刮宮，一方面能立刻止血，另一方面能確定是不是有子宮內膜的癌前病變或者癌變。短期大量出血可以考慮藥物止血。醫師用藥物可以在八小時內使出血明顯減少，四十八～七十二小時內止血。常用的藥物是黃體素如炔諾酮（福康片）、甲羥黃體素（安宮黃體酮）、雌激素（維妮娜錠）和短效避孕藥等。使用任何中藥以及止血類藥物是不能很好止住子宮出血的。因為子宮出血不是凝血功能異常引起。出血過多時，很多人不來就診，以為月經期或者陰道有出血無法檢查。一般情況下我們的體檢需避開月經期，但出血嚴重損害健康時，需要求助醫師進行診斷和治療。

人工調經

止血後，不能立刻停止這些激素類的藥物，否則將再次出血。而且止血後，如果下次月經週期長仍會出現大出血。因此用藥物人工控制月經週期非常重要，用藥物模擬體內排卵，增加黃體素對子宮的保護，將月經週期控制在二十八天。青春期患者在卵巢功能健全後可以停藥，恢復自然月經；更年期患者在澈底停經後，也不需要長期的人工週期。當然，如果需要補充雌激素者，可以長期激素替代治療。

多囊性卵巢症候群患者，在無生育要求的情況下需長期進行調經治療。

青春期、更年期、多囊性卵巢症候群患者是子宮內膜癌的高危人群，必須好好做月經週期調整。青春期、多囊性卵巢症候群的患者不好好治療，會在很年輕時發生子宮內膜癌。

抗貧血治療

如果發生貧血，嚴重者需要輸血。輕微者要補充鐵劑。紅棗、豬肝是高含鐵食物，但不能很快提高血紅蛋白，無法代替藥物。不要相信市面上其他補血保健品，那些不是沒有用，就是摻雜了鐵劑，但比藥局裡的鐵劑貴很多。

紅糖（黑糖）只含有大量熱量，不能補鐵。阿膠也是傳說中補血的神藥，但其實就是膠原蛋白、驢皮凍，不能補鐵，不能抗貧血，不要浪費錢。

一旦發生子宮內膜不典型增生，就屬於癌前病變，年齡大、已完成生育者，建議切除子宮。年紀輕未完成生育者，密切追蹤的同時用安宮黃體酮進行子宮內膜轉化，讓疾病逆轉。每三個月必須進行一次子宮腔鏡檢查。轉化成功後要用人工輔助生殖的辦法儘快完成生育。保留子宮的目的是生育，不是冒險。

發生子宮內膜癌後只能按照子宮內膜癌的規範來進行治療。

不排卵性的月經失調，不僅影響生育還影響健康，一定要重視。

子宮內膜息肉

息肉可以長在很多地方，如身體的空腔臟器，膽囊、結腸等，而在婦產科有兩處易發生息肉：最常見的是子宮頸息肉其次是子宮內膜息肉。

子宮頸息肉，是由子宮頸管黏膜生長，會脫出在子宮頸管外，通常在進行陰道檢查時肉眼可見。診斷很簡單，治療也不難。醫師在診室內就可以進行摘取，不痛，極少出血。原因是慢性炎症引起的組織增生，一般不會引起陰道出血。因為常見，所以很多人非常熟悉這個詞，也往往與子宮內膜息肉混淆。

子宮內膜息肉是「子宮內膜腺體和有著厚壁血管的間質構成的結節」，這句話很專業，就是說子宮內膜息肉是有著特殊病理結構，會凸向宮腔，主要表現或者影響是子宮出血和不孕。

與排卵障礙引起的子宮出血不同，子宮內膜息肉引起的出血通常不多，一般是點滴狀、持續性出血。子宮出血也不是子宮內膜息肉必然的症狀。很多人並沒有子宮出血，往往是由於體檢超音波檢查得出。

在育齡女性體內，子宮內膜息肉可能導致不孕。子宮腔內的空間被其他結構占據，一定會影響懷孕，導致流產。

很多子宮內膜息肉的患者，無異常子宮出血，也沒有不孕，或者說由於沒有生育要求而沒有診斷不孕，但在常規超音波檢查時發現子宮腔內有強回聲而診斷。

子宮內膜息肉在超音波下診斷也不完全相同，有些很典型的強回聲，醫師可以明確診斷，有些不典型易與其他內膜疾病相混淆。在停經後的老年患者中經常被誤認為是子宮內膜增厚。也有些小息肉，超音波下難以發現，往往因為不孕症而進行子宮腔鏡檢查才能發現並確診。

子宮內膜息肉對女性的生活和生育有影響，雖然出血不會太多，但常常經久持續，使人困擾，影響生活品質。不典型的子宮內膜息肉常常是「不明原因」不孕的原因，這些女性檢查了排卵、輸卵管和丈夫精液，都查不到為什麼不孕，最後進行子宮腔鏡檢查才發現子宮腔內藏了小小一粒息肉，切除後就能順利懷孕。子宮內膜息肉也會惡變，但惡變率不高，大約三％，因此大家不必恐慌。

任何疾病的發生都有原因，但具體原因不清楚。可能與炎症、內分泌紊亂有關。月經失調、多囊性卵巢症候群、停經後等常容易發生子宮內膜息肉。還有一類特殊人群——乳癌患者，長期服用諾瓦得士錠，容易發生子宮內膜息肉。

超音波檢查——造影或超音波造影檢查——子宮腔鏡檢查——病理檢查，是診斷路徑，而病理結果才是最終的確定診斷指標。

造影不是常用的診斷法，但可以更清楚看到子宮腔內凸起的結節，通過子宮腔內注射特殊對比劑，可以看到普通超音波下不能看到的異常結節。

如果超音波提示子宮腔內有高回聲的結節，或者停經後子宮內膜增厚，應該進行子宮腔鏡檢查。子宮腔鏡下可以同時切除子宮內膜的息肉。

非常小的息肉，比如超音波提示子宮內膜息肉直徑小於五公釐，可以觀察，也有一部分息肉會自然消失。但大的息肉，或者超音波提示停經後子宮內膜增厚達十公釐以上者，不建議盲目進行子宮內膜刮除術。所謂盲目，不是指無目的，而是盲刮，醫師看不見子宮內的情況，僅憑手感不能感知子宮腔情況，會漏掉子宮息肉。

子宮腔鏡會三六〇度無死角掃視宮腔，有息肉可以進行切除。切除的組織最後要進行病理檢查，以判斷是不是息肉，是否有惡變。

子宮內膜息肉嚴重影響胚胎著床，而應用超音波並不能完全診斷，所以發生不孕症時，醫師常會進行子宮腔鏡的檢查，而一些生殖中心在試管嬰兒胚胎植入前，也常會讓患者先進行宮腔鏡檢查。

子宮內膜息肉病因不清，但積極預防感染、治療月經失調，可以減少子宮內膜息肉的發生；定期體檢可以及時發現子宮內膜息肉，尤其是服用諾瓦德士錠的乳房癌患者。

排卵期出血

排卵期出血常困擾女性。很多女性在月經中期有少量出血，醫師檢查子宮頸、超音波都沒有問題，然後說，這是排卵期出血。

什麼是排卵期出血？

一個正常的月經週期，在月經週期中期應該是排卵期，排卵後如果發生短期、少量、沒有其他原因的出血，叫做排卵期出血。

排卵期怎麼形成的？

女性的月經週期中伴隨著激素的週期性變化。排卵時雌激素值達到一個高峰，排卵後雌激素值下降。

子宮內膜缺乏雌激素的支持，會發生出血，隨著排卵後，原來濾泡部位的黃體形成，繼續分泌雌激素和黃體素，及時將出血的子宮內膜進行修補和激素支持，出血停止。這是排卵期出血的機制，因此排卵期出血量不多。

怎麼診斷排卵期出血？

首先，診斷排卵期出血必須先證實有排卵，而且出血在排卵後發生。這個診斷不難，用基礎體溫法監測一下排卵就行了。如果伴隨著基礎體溫的升高而出血，那麼有可能是排卵期出血。

其次，要排除其他原因的出血，比如子宮頸疾病、子宮內膜疾病等。雖然這些疾病所造成的出血一般沒有規律性，但有時也會很偶然地發生在月經中期。

任何不正常的陰道流血，都要先檢查子宮頸和骨盆腔的超音波，排除器質性病變才能診斷是否為激素波動造成的出血。

排卵期出血有什麼危害？

排卵期出血基本不影響健康也不影響懷孕，對生活品質也沒有影響，少量的陰道流血也不影響性生活，最多是生活不太方便，需要用衛生護墊。

排卵期出血需要治療嗎？

排卵期出血量少、持續時間短，對健康、生活品質影響少，因此可以不需要任何治療。

出血略多，影響生活品質時，可以口服短效避孕藥進行治療。對於有生育要求、不能服用短效口服避孕藥者，可以在排卵後短期服用雌激素。

月經過少與流產

現代社會性觀念和生育觀念與以往有了很大的改變。未婚先孕、已婚但不想生育的女性比較多，因此人工流產人數很多。人工流產的危害很多，除了感染、子宮穿孔等急性危害，還有就是當時感覺不到的內膜損害。

人工流產的理想狀況是手術取出胚胎與子宮內膜的功能層，人流成功、術後不出血。但是很多患者往往在一次人流或者多次人流後損傷了子宮內膜的基底層。一旦傷害了基底層，子宮再也不會對卵巢釋放的激素起任何反應，不會發生增生、分泌的變化，激素消退時，也不會出現脫落的變化，因此會閉經，或者僅存比較少的健康內膜，表現出月經過少。

子宮在沒有受孕的時候，腔只是子宮前後壁形成的縫隙，兩層內膜是緊貼在一起的。受過傷的內膜，甚至與已經暴露了的內膜下肌層緊緊貼在一起，癒合過程中，會長在一起，形成黏連帶甚至將宮腔封閉，就好比寬敞的大房子分隔成數個擁擠狹窄的小房子，甚至完全沒這個縫隙或潛在的腔，這就是宮腔黏連。損害、黏連得越嚴重，月經越少，甚至閉經。

除了人工流產，其他與懷孕有關的宮腔手術也易引起子宮內膜損傷和子宮內膜黏連，比如中期妊娠的引產刮宮、分娩後的手取胎盤、流產、產褥期的感染等。因為懷孕後體內黃體素值高，雌激素刺激子宮內膜的生長作用受到了抑制。

子宮內膜結核也是引起子宮內膜損傷、黏連、月經量少或者閉經的原因。

月經正常代表整個女性內分泌軸功能正常、子宮健康。月經形成過程中，子宮只是體內各種激素變化的表現。子宮存在的目的不是排月經而是完成生育。子宮內膜損害、黏連引起的月經過少、閉經只是表現，其危害是影響生育。因為正常的內膜少，就好比土地沒有土壤，都是裸露的岩石，不適合胚胎著床。在此基礎上再發生宮腔黏連，更像給精子設置了路障，將寶寶關進牢籠，這些都影響受孕、著床和發育，往往引起繼發性不孕。

人工流產或其他子宮腔手術後月經減少者，要進行檢查。超音波、子宮造影和子宮腔鏡是常用的診斷方法。

1.超音波顯示子宮內膜變薄。應在月經後半週期進行超音波檢查。月經剛結束時，子宮內膜薄是正常現象。子宮內膜損傷的超音波檢查顯示另一項特徵是子宮內膜連續性中斷。

2.子宮輸卵管造影也會有所顯示，如充盈缺損等。

3.明確診斷要依靠子宮腔鏡。子宮腔鏡能明確診斷，可以直接看到宮腔形狀的變化、黏連帶的形成和分型。

子宮腔黏連會引起不孕，需要懷孕的女性應積極治療。

子宮腔鏡是診斷方法也是治療方法。分離、剪斷黏連帶，然後放置避孕環，術後用雌激素促進內膜生長恢復。理想很豐滿，但現實很骨感，如果黏連嚴重，可能需要多次子宮腔鏡手術，而且無法保證手術後子宮內膜能恢復。如果子宮腔鏡確診沒有黏連，僅是子宮內膜受損，就只需給予雌激素的治療。

子宮腔黏連引起的月經過少和閉經，問題出在子宮，內分泌系統是健康的，能正常分泌雌激素和黃體素，不想生育的女性，可以不用治療。這種情況的閉經不影響健康，無須顧慮。想生育的也要在考慮計畫懷孕前開始治療，或者治療後儘快懷孕，否則，子宮腔鏡手術後可能再次發生黏連。

做好避孕是對生育功能最好的保護。如果迫不得已需要人工流產，要盡可能進行藥物流產，流產後也要預防感染。

讓人尷尬的閉經泌乳症候群

一個小孩子從小不在媽媽身邊，由奶奶帶，從沒有吃過母乳。奶奶覺得孩子從小沒吃過母乳，有點虧欠孩子，對孩子百般疼愛。為了讓孩子體驗偎在媽媽懷裡吃母乳的滋味，奶奶決定讓孩子吸吮自己乾癟的乳頭。每到夜晚，奶奶摟著孩子，讓孩子依偎在自己懷裡，像對待自己孩子一樣，雖然沒有乳汁，但也是一種安慰。久而久之，奇跡出現了，乾癟的乳房居然就有了奶。這是個真實的故事，奶奶因為乳房泌乳感到恐慌而就診。經檢查，乳房沒有疾病，是嬰兒長期吸吮乳頭刺激垂體分泌泌乳素，乳房才會分泌乳汁。

很久很久以前，一個七八歲的男孩子，家庭比較富裕，於是把他送到私校去讀書。這個孩子課間時總是匆匆跑回家，同學和老師都非常納悶，後來才知道，他跑回家去吃奶了，吃完奶後再回到學校上課。他雖然已經七八歲了但還沒有斷奶。只要長期吸吮刺激乳頭，就會持續泌乳。

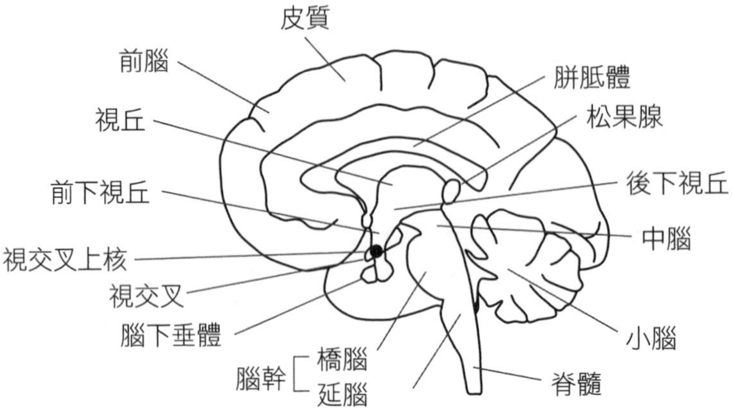

人腦結構

乳汁不僅僅是產後自然產生的，餵養不好，不給予足夠的乳頭刺激，乳汁就會減少或者停止分泌。而不生產，只要刺激乳頭從而刺激泌乳素分泌，乳房也會產生乳汁。

一個新手媽媽在哺乳期分泌足夠的乳汁，讓她非常自豪。產假結束開始工作後，即便不能趁休息時間跑回家親喂孩子，擠奶、帶奶回家也讓人敬佩。

但是有一種叫做閉經泌乳的症候群，明明不是奶媽，夏季衣衫上卻印著奶漬，這種乳汁的分泌真的很令人尷尬。什麼是閉經泌乳症候群？種種原因引起高泌乳素血症，導致閉經和泌乳。之所以叫症候群，因為這不是一種疾病，可能是很多疾病引起的。

大腦中有一個器官叫做腦下垂體，會分泌很多激素，有些激素需要指揮其他腺體再次分泌一些激素對人體功能發揮作用，而有些激素直接發揮作用，比如生長素和泌乳素。垂體分泌的泌乳素叫做垂體泌乳素，英文縮寫為ＰＲＬ。懷孕後胎盤也會分泌泌乳素，叫做胎盤泌乳素。胎盤泌乳素和垂體泌乳素是一模一樣的。實驗室檢查無法區分垂體和胎盤分泌的泌乳素。

垂體泌乳素在一生中變化不大，月經週期對泌乳素影響不大，但在一天中是有波動的，夜間睡眠時增高，清醒後逐漸下降，上午十一點時最低。但如果上午睡了一覺，又會上升。懷孕後泌乳素增高，但來源不是垂體，是胎盤分泌的。

泌乳素受很多因素影響，而且在月經週期中變化不大，但一天中有很大起伏，因此至少要進行兩次血液檢查，抽血時間不受月經週期限制，但抽血當天要選擇泌乳素最低的時間點。

抽血前要吃早餐，最好不要吃高脂、高蛋白飲食，只吃碳水化合物。上午十一點抽血，這個時間是泌乳素的低谷。抽血前要靜坐休息三十～六十分鐘。因為劇烈運動會導致快速分泌泌乳素，如果急匆匆從車站奔到醫院立刻抽血，泌乳素高是很正常。但靜坐休息時也不能打瞌睡。

如果查出泌乳素增高了先別驚慌，先想想是否有這些情況：懷孕、哺乳、服用藥物以及甲狀腺功能異常，肝、腎功能異常。

除了生理性的泌乳素增高和泌乳素波動，很多藥物會影響泌乳素分泌，如抗精神分裂、抗憂鬱的精神類藥物均會引起高泌乳素。

除了生理性以及藥物引起的高泌乳素血症，還有病理性和特發性的高泌乳素血症，這些包括垂體泌乳素瘤、垂體空蝶鞍症候群以及暫時發現不了原因的特發性高泌乳素血症。

高泌乳素者都會發生閉經泌乳嗎？不是！泌乳素是通過實驗室檢查的，而泌乳素中有各種不同的分子，大分子的泌乳素雖然實驗室檢查是高的，但它沒有生理活性，因此不會有閉經泌乳症狀。

高泌乳素者為什麼會發生閉經？泌乳素會抑制卵巢功能，導致卵巢不能排卵、雌激素值降低。不能排卵就會出現閉經和不孕。而雌激素過低就如停經一樣，會出現停經相關的症狀。

從泌乳素的命名就知道它的主要功能是泌乳，因此如果是小分子的泌乳素增高，就會出現泌乳。

如果引起泌乳素增高的原因是泌乳素瘤，那麼瘤體本身會引起症狀，尤其是直徑超過一公分的巨腺瘤可能會產生壓迫視神經、侵蝕顱骨等症狀。根據腫瘤直徑的大小分為微腺瘤和巨腺瘤，直徑小於一公分的叫做微腺瘤，一般很少發生壓迫和侵蝕，直徑大於一公分的叫做巨腺瘤。

如果泌乳素增高達到一〇〇ng／mL以上，那麼考慮可能有泌乳素瘤，應該進行核磁共振檢查。（CT檢查不敏感，不要浪費錢了。）

不是所有高泌乳素血症都需要治療。閉經、泌乳、不孕、低雌激素、神經壓迫者需要治療，如果沒有這些症狀也沒有垂體瘤，單純的高泌乳素就不需要治療。

高泌乳素血症的治療

高泌乳素血症首選的治療方法是藥物——**溴隱亭**。溴隱亭（Bromocriptine）可以恢復月經、停止泌乳，防止垂體瘤增大。一部分仍然不能排卵者，需要另外進行促排卵治療。溴隱亭從小劑量起始，逐漸加量，泌乳素水準降低後，逐漸減量。孕期要停藥，因為不能證明溴隱亭絕對安全。

如果是垂體巨腺瘤，那麼孕期不能停藥。目前也無證據顯示溴隱亭會致畸，孕期服用溴隱亭對母兒的風險還是遠遠小於手術。

只有耐藥的垂體泌乳素瘤或者同時分泌其他激素的垂體瘤患者需要手術治療。藥物治療從安全性、經濟效益上都高於手術治療。

溴隱亭需要終身服藥，尤其是垂體巨腺瘤。

患有高泌乳素血症者，不影響哺乳。事實上正常產後閉經也是由於高泌乳素所致。

高泌乳素女性孕期治療和監測

特發性的高泌乳素血症以及垂體微腺瘤患者，一旦懷孕就要停用溴隱亭。垂體巨腺瘤患者孕期可以繼續服用溴隱亭。

分泌泌乳素的垂體微腺瘤或垂體巨腺瘤者孕期怎麼監測病情變化？在未孕狀態下通過監測泌乳素變化可以瞭解瘤體變化，泌乳素增高表示瘤體在增大，但是孕期胎盤分泌大量泌乳素，正常妊娠者泌乳素會達到或高於垂體微腺瘤患者的泌乳素測定值，因此通過檢測泌乳素來檢查垂體瘤沒有任何意義。

孕期泌乳素瘤會增大嗎？會！但是又不能通過監測泌乳素來瞭解情況，怎麼辨？垂體瘤的位置正好在視神經分叉處，垂體瘤增大，一旦壓迫視神經，視野首先會受到影響，因此可以通過檢查視野來瞭解垂體瘤的增長情況，一旦發現視野損傷，可以進行核磁共振檢查。孕期核磁共振檢查是安全的。

高泌乳素患者哺乳期治療

如果不是垂體巨腺瘤，仍然可以不用藥，也不影響哺乳。如果垂體微腺瘤瘤體增大或者原本是垂體巨腺瘤，就需要繼續服用溴隱亭。

溴隱亭等藥物治療是第一選擇，只有藥物無效或者垂體瘤同時分泌其他激素時才需要手術治療。

讓女人遺憾的卵巢早衰

保養這個詞在女人聽來就是希望通過一些措施延緩衰老。女性的衰老與卵巢有關，因此也就產生了保養卵巢以防止女性衰老的概念。

有些卵巢保養是偽概念，但卵巢還是需要保護的。因為很多情況會損傷卵巢的功能導致卵巢早衰。

什麼是卵巢早衰？這要從卵巢的功能說起。

排卵和分泌性激素是卵巢的兩大主要功能。如果這兩個功能消失，就是卵巢功能衰竭。

卵巢與人體其他內分泌器官不同，其他內分泌器官會工作到人的生命終止（雖然也有半路就不工作的，但那叫疾病），而卵巢一般工作到女性五十～五十五歲。到了這個年齡，所有女性的卵巢都將停止工作。卵巢停止工作的平均年齡是五十歲，但有些人會更早。四十歲以前卵巢就停止工作的叫做卵巢功能早衰。卵巢功能衰竭會發生在什麼年齡？可能在十八歲，可能在二十八歲，也可能在三十八歲。

我有一個患者，因為卵巢囊腫來手術，我詢問病史的時候，瞭解到她在十八歲時來過三次月經後就永久閉經了，沒有生育過。她就是一個典型的卵巢早衰者。

前不久也有一個年輕女孩子，二十六歲，突然幾個月不來月經了。先做了最基礎的檢查，超音波下看到子宮非常小，有如停經後的女性子宮，檢查她的激素值，FSH：56U／L，遠遠超出正常水準，她停經了。她還未婚未育，我告訴她這個事實時，覺得很艱難，好像做錯了事一樣，吞吞吐吐告訴她這個消息後，她哭了。

四十歲以上卵巢功能衰退是自然現象，依然有問題。問題主要是由於低雌激素引起的更年期症狀、骨鈣流失、動脈粥樣硬化等。另一個嚴重的問題就是喪失生育能力。

是什麼原因引起卵巢早衰？在胎兒時期，女性胎兒的卵巢上有六〇〇萬～七〇〇萬個原始卵細胞，出生後形成一〇〇萬～二〇〇萬個始基濾泡。這些濾泡中的大部分在兒童時期閉鎖了，到了青春期，卵巢上只剩餘三〇萬～四〇萬個濾泡。之後，每個人月中排出一個濾泡，但有近千餘濾泡閉鎖消失。卵巢上的濾泡數決定了內分泌功能和排卵功能。醫師常說的卵巢儲備功能就是指卵巢上有多少庫存濾泡。

如果卵巢上的庫存濾泡耗盡，卵巢功能就衰竭了，如果在四十歲之前耗盡，就是卵巢早衰。

正常的卵巢功能衰退，是卵巢生理發展的自然進程。而早衰，可能存在著某種病理因素。

1.自體免疫疾病。目前很多研究證明那些早衰的患者體內存在會損傷卵巢的抗體，損傷卵巢的功能。這些抗體不能識別卵巢是自體組織，將卵巢當成外來入侵者進行免疫攻擊。

2.染色體異常。染色體異常影響卵巢功能，比如45X，叫做透納氏症，當然這是性腺發育不全。

3.卵巢疾病。卵巢巧克力囊腫、卵巢腫瘤等會導致卵巢功能的損傷。

4.遺傳。遺傳也是影響卵巢功能的原因之一。

5.醫源性。如進行卵巢囊腫剝除術，尤其是卵巢巧克力囊腫的剝除術，常會損傷卵巢功能，如果是復發性的雙側巧克力囊腫，對側囊腫剝除術，極易發生卵巢早衰。另外因卵巢癌、子宮內膜癌而切除卵巢，也是一種醫源性的卵巢衰竭。全子宮切除、輸卵管切除、子宮動脈栓塞等，也可能影響卵巢功能。

6.病毒和細菌感染。需要重視的是腮腺炎病毒對生育的影響，卵巢早衰患者中幼年時發生腮腺炎的比例非常高。同時，男童若發生腮腺炎，成年後不育症發病率高。嚴重的化膿性骨盆腔炎、骨盆腔結核也可能引起卵巢功能受損。

7.放射性損傷。腹部的X光照射常導致卵巢損傷，尤其是骨盆腔的放療。

8.藥物毒性。一些化療藥物以及抗風濕的藥物如雷公藤等常引起卵巢早衰。不要認為中藥安全，雷公藤會導致卵巢功能損傷。

9.環境因素。殺蟲劑、除草劑的廣泛使用，可能和卵巢早衰有關。

10.吸煙。煙草中有很多有害身體的物質，會影響卵巢功能。

11.不明原因。上面講了很多影響卵巢功能的因素，但更多的是不明原因的特發性卵巢早衰，或者說無法求證原因的卵巢早衰。

卵巢早衰能預防嗎？

卵巢早衰有這麼多原因，但更多的是不明原因或與免疫性、遺傳相關，因此可能無法預防。有些卵巢早衰是有跡可循的，因此平時還是可以做一些相關保護措施。比如注射疫苗防治腮腺炎，進行放射線檢查時注意防護腹部。子宮頸癌放射治療時採用更精准的內照射，或者子宮頸癌手術時可以轉移卵巢位置。

如果發現卵巢囊腫，需要及時治療，尤其是巧克力囊腫，不要任由它長得過大才手術，八公分以上囊腫發生癌變的風險增高，卵巢功能受損的幾率也增高。巧克力囊腫術後要長期治療，以預防復發。

腫瘤患者進行化療前，讓卵巢處於靜止狀態，可能有助減少卵巢的損害。有研究在青少年的腫瘤患者進行化療前，用 GnRH（一類抑制卵巢功能的藥物）抑制卵巢，有一定的保護作用。目前此種方法尚在研究中，效果如何也尚在研究中。但這是一種方向，是一種希望。

卵巢早衰怎麼治療？

大多數卵巢早衰不能預防，而哪些人什麼時間會發生卵巢早衰無法確定，因此治療是最後的希望。如果已經完成生育，治療就非常簡單。我們不期望卵巢功能繼續延續或者起死回生，但有替代卵巢分泌激素功能的辦法，就是服用激素替代治療。

內分泌系統的疾病很多都是這樣進行治療的，器官功能缺失時，直接通過口服、注射激素來補充就行了。比如甲狀腺功能減退需要服用甲狀腺素，2 型糖尿病需要注射胰島素等。

但對於沒有完成生育的女性，一旦發生卵巢功能衰竭，就不能進行生育。唯一能做的是在激素替代治療同時，進行捐卵生育。這樣可以完成孕育過程，但不是自己遺傳學意義上的後代。因此如果想生育，盡可能在適合的年齡生育。

激素檢查那些事

女性面臨不孕、月經失調等問題的困擾時，醫師總會第一時間檢查女性激素。

女性的卵巢垂體、卵巢分泌的相關性激素是有週期性的，因此在月經週期不同時間抽血，數值有很

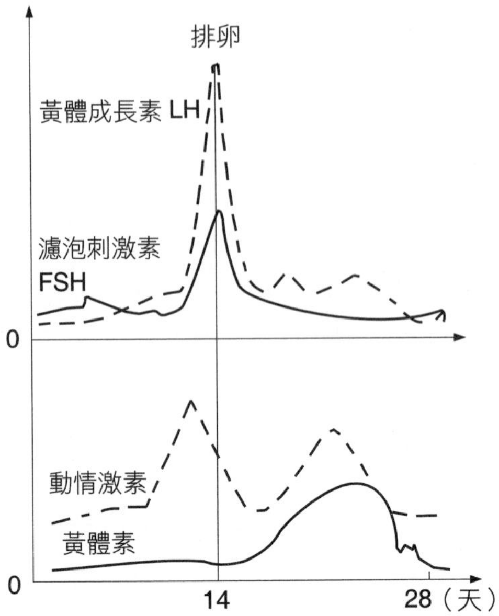

女性月經相關激素分泌曲線

大的變化，診斷意義也不相同。檢查的目的不同，選擇抽血的時間不同，結果的判斷也會不同。

最常測定的是性激素六項，包括腦下垂體分泌的濾泡刺激素（follicle-stimulating hormone, FSH）、黃體成長素（luteinizing hormone, LH）、泌乳素（prolactin, PRL）、卵巢分泌的雌激素（又稱動情素，主要為E2雌二醇）、黃體素（P，又稱孕酮）以及卵巢和腎上腺分泌的睪固酮（T）。其實和女性內分泌相關的激素還有很多，比如下視丘分泌的促性腺素釋放激素（gonadotropin-releasing hormone, GnRH）和卵巢分泌的抗穆勒氏管激素（anti-Müllerian hormone, AMH）、抑制素B等。

下視丘作為最高長官，金口玉言，發布的命令——分泌的激素半衰期太短，因此臨床很難測量，所以激素六項中不包含這個激素——促性腺素釋放激素。

女性做激素水準的檢定，是要檢查形成月經的中下視丘、臘下垂體、卵巢和子宮哪個環節出了問題，卵巢功能是否正常，是否能夠排卵，是否存在高泌乳素血症，是否雄激素增高，雄激素的來源是什麼等。

濾泡刺激素和黃體成長素

濾泡刺激素（ＦＳＨ）和黃體成長素（ＬＨ）都是腦下垂體分泌的。下視丘是最高長官，通過分泌促性腺素釋放激素（GnRH）來發布命令，垂體接到命令後發布第二道文書，分泌ＦＳＨ和ＬＨ，而第二道文書下達到後，也就是對卵巢發布了指令，卵巢會分泌雌、黃體素。

ＦＳＨ和ＬＨ基礎值為5～10Ｕ／Ｌ。如果有月經者，月經第三天為標準抽血時間，長期不來月經者，超音波顯示子宮內膜厚度小於五公釐，時抽血化驗可以作為基礎值。

ＦＳＨ和ＬＨ的基礎值大於40Ｕ／Ｌ時，會表現為閉經，這種閉經叫做高促性腺激素閉經，原因是卵巢功能衰竭或者開始就發育不全。地方首長不再工作，上級就不斷下達命令。下發一道道文書，增高ＦＳＨ。如果年齡超過四十歲，判定停經；年齡小於四十歲，叫做卵巢早衰。如果青春期後從未來過月經，要考慮卵巢發育不全，比較常見的是女孩患有染色體疾病，四十五，Ｘ型，缺了一條染色體（雖然缺一條Ｘ染色體，但只要沒有Ｙ染色體就會表現出女性外生殖器，但不健康）。

高促性腺激素停經，唯一治療辦法是人工調節月經週期。一旦確定卵巢發育不全、卵巢功能不全、卵巢衰竭，就沒有機會生育自己生物遺傳學意義上的孩子了。但補充性激素可以保持女性的狀態，保持骨密度和防止子宮陰道萎縮。

先天性卵巢發育不全的女孩子，如果不進行人工調節月經週期激素治療，就會身材矮小、發育不良。

青春期開始及時治療，可以達到預定的身高。

卵巢早衰或者停經後激素補充治療，更主要的是改善出汗、潮熱等症狀，防止骨鈣流失。

FSH和LH的基礎值小於5U／L時，如果閉經，叫做低促性腺激素閉經。問題出在垂體或者下視丘上。屬於長官不作為。長官不發布命令，部屬就不做事。LH和FSH低，卵巢就不能有濾泡發育，也不能分泌雌激素和黃體素（可見任何情況下不要靠自覺完成任務，長官的管理非常重要）。

雌激素和黃體素

激素六項的報告中，雌激素和黃體素是卵巢分泌的，與卵巢的濾泡發育同步變化。

雌激素（以E2雌二醇為主）有兩個峰值，在排卵時和排卵後一週。黃體素（P）只有一個峰值，在排卵後一週。因此在月經第三天測定基礎激素值時，這兩個激素都應該是較低的。測定基礎雌激素的時候，不要抱怨雌激素低，更不要抱怨黃體素低。嚴格講，基礎激素測定應該不包括黃體素。因為無論如何月經第三天黃體素不會增高。此時測定黃體素意義不大。

黃體素的高峰在排卵後一週左右，也就是下一次月經前一週。如果月經前一週黃體素大於5 ng／L，說明有排卵。

當黃體素大於15 ng／L，基本可以判定是懷孕。當黃體素大於25 ng／ml，表示胚胎發育良好。但不建議以常規用監測黃體素的辦法判斷胚胎發育情況，也不基於黃體素的數值，確定是否保胎治療。因為妊娠後，是胚胎發育不良造成黃體素低，而不是黃體素低才造成胚胎發育不良。

比較有意義的是，黃體素可以用來鑑別子宮內外孕。孕早期，不典型的子宮外孕或者早早孕時，超音波經常看不到孕囊的位置，醫師既擔心子宮外孕突然破裂，又擔心用藥誤傷了宮內胚胎，因此總是小心翼翼觀察，此時抽血查黃體素有一定的意義。黃體素大於25 ng／L，說明胚胎發育好，宮內孕的可能性更大（宮內環境好，胚胎發育好），而黃體素小於25 ng／L，表示胚胎發育不良，可能是子宮外孕（子宮外不適合妊娠，因此影響了胚胎發育），或者宮內流產。當然用黃體素不能明確診斷到底是宮內還是宮外，唯一能確定的是，超音波檢查看到孕囊的位置。

也有部分人在基礎狀態下黃體素增高，這是什麼原因呢？是黃體萎縮不全。黃體是分泌黃體素的，在排卵後形成，沒有懷孕就會萎縮，然後黃體素迅速降低，來月經。如果黃體萎縮不全，黃體素降低也緩慢，將導致月經期延長，滴滴答答持續時間較長。

月經週期正常時，基礎雌激素的值為25～45 pg／mL。卵巢功能衰竭如停經、卵巢早衰和垂體等原因引起的閉經，雌激素會下降，低於25 pg／mL時會有低雌激素的症狀如出汗、潮熱、骨質疏鬆和子宮、陰道的萎縮。而基礎雌激素高於80 pg／mL時，要考慮是否出現卵巢功能不全的跡象。此時的FSH還能保持正常。

測定雌激素更重要的意義是在排卵期。尤其是不孕症患者在促排卵時，更重要的是進行試管嬰兒超促排卵時。

促排卵時，一個濾泡成熟（直徑十八公釐）時，雌激素大約會有300 pg／mL，需停用尿促性素或者濾泡刺激素，此時肌內注射絨毛膜促性腺激素（human chorionic gonadotropin, HCG）讓濾泡排出來。

進行試管嬰兒促進生育時，為了提高成功率，需要進行超促排卵，每次取得不只一個濾泡。排卵期檢查E2可以預測卵巢過度刺激綜合症候群，如果E2大於1000pg／mL（約三個濾泡成熟），一般不會發生卵巢過度刺激綜合症候群。反之，E2大於2500pg／mL（約十個濾泡成熟），發生卵巢過度刺激綜合症候群的風險增高，應該密切觀察和追蹤。超過5000pg／mL，百分百會發生卵巢過度刺激症候群，還有可能發生嚴重的卵巢過度刺激症候群（ovarian hyperstimulation syndrome, OHSS）。因此要及時取消HCG的注射，預防嚴重的OHSS。

雌激素測定在青春期閉經、月經失調和不孕症中意義最重要。對於四十歲以上女性，如果沒有生育要求，不必依靠激素測定診斷停經，只要有症狀：出汗、潮熱、月經稀發或者閉經，基本可以診斷卵巢功能不全或者停經。除了停經和卵巢早衰，還有一種現象值得關注，就是性早熟。

兒童真性性早熟，就是小於八歲兒童的下視丘——腦下垂體——卵巢軸的功能開始啟動，雌激素達到了青春期水準。正常青春期前的兒童，FSH、LH、E2都非常低。如果八歲前LH達到3～5U／L，或者E2達到了75pg／mL，表示性早熟。提前出現的雌激素會影響兒童骨骼發育，需要及時治療，讓女童身高達到正常平均值。

睪固酮和泌乳素

睪固酮（T）沒有月經週期的變化。一天當中也非常穩定，沒有波動，因此若單純檢查睪固酮，抽血時間不受限制，可以和其他幾項同時在月經第三天抽血。

成年女性的睪固酮應該是穩定的，正常值是0．8ng／mL。凡超過這個值都屬異常，可診斷為高雄激素血症。

女性的雄激素小部分由卵巢分泌，大部分由腎上腺分泌。

雄激素對女性也有意義，可以促進肌肉生長，也會影響女性產生性慾。雄激素也是雌激素的前體，雄激素芳香化後成為雌激素。沒有雄激素就沒有雌激素。停經後雌激素減少，雄激素也會減少。但如果雄激素過高，就會出現男性化表現，如果女性胚胎期雄激素高，可能會出現女性的外生殖器男性化、生殖器官畸形。

臨床上懷疑或者確定是女性高雄激素的表現時，要抽血化驗檢查確定是否存在高雄激素血症，判斷雄激素來源於卵巢還是腎上腺。

卵巢及腎上腺分泌的雄激素有很多種，檢查的睪固酮只是其中一種。

有生理作用的是游離睪固酮，大部分睪固酮在血液內被性激素結合球蛋白結合而不能起作用。抽血化驗測定的是總睪固酮，包括了游離睪固酮和被性激素結合球蛋白結合的睪固酮。總睪固酮高不意味著游離睪固酮增高，但臨床上很難測定游離睪固酮。因此臨床上要測定性激素結合球蛋白。性激素結合球蛋白值下降，意味著游離睪固酮增高。

二十五％的睪固酮來自卵巢，七十五％來自腎上腺素。睪固酮高，就要進一步檢查雄激素來源。

因此要查雄烯二酮和硫酸脫氫表雄酮。硫酸脫氫表雄酮九十七％～九十九％來源於腎上腺，如果增高，表明雄激素增高的原因是腎上腺疾病。

硫酸脫氫表雄酮的正常值是8.8μmol／L。

泌乳素（PRL）在月經週期中無週期性變化，但在一天當中有晝夜的節奏變化。夜間睡眠時最高，上午十一時最低。因此抽血最好選擇上午十～十一點抽血，抽血前要靜坐休息三十～六十分鐘，休息時不能打瞌睡。通常抽一次血，泌乳素高不能判斷是否真的存在高泌乳素血症，需要復查。

泌乳素受到很多影響，包括飲食、運動、藥物、睡眠等。精神類用藥影響最大。

泌乳素的正常值為25ng／mL。如果測得值大於200ng／mL需要進行腦部核磁共振檢查，排除腦下垂體泌乳素瘤的診斷。

抗穆勒氏管激素和抑制素B

抗穆勒氏管激素（AMH）是卵巢上小濾泡周圍的顆粒細胞分泌的。隨年齡增長，卵巢上濾泡的消耗，濾泡數量的減少，AMH值會逐漸下降。因此AMH可以作為預測卵巢儲備功能的一個良好指標，準確而敏感，血清AMH大於0.5ng／mL時，說明卵巢儲備功能良好（當然，目前還沒有一個非常準確、統一的標準）。停經後，AMH幾乎測不到。

抑制素B（INHB）和AMH一樣都是卵巢上濾泡周圍的顆粒細胞直接產生，是評估卵巢儲備功能的直接指標。INHB抑制垂體產生FSH（所以叫抑制素），因此FSH是間接指標。抑制素B低於45pg／mL，說明卵巢儲備功能下降。抑制素也會隨年齡增長而下降。

AMH和INHB比FSH更早、更敏感，更能瞭解卵巢的儲備功能。

懷孕——想當媽媽不容易

母性可以說是女人的天性。女人還是女孩的時候，就喜歡玩洋娃娃、扮家家酒。母性是人性中最善良的一種本性。絕大多數女性都希望有一天能夠成為媽媽。但也有一些女性一生中有很大的缺憾不能成為母親，在漫漫求子路上痛苦努力。

很多女性會不孕，會發生反覆流產而求子不能。不孕症為女性、為整個家庭都帶來了痛苦。

生育不只是女人的問題

生育後代是夫妻雙方的事情，但受孕後，孕育和分娩則是女性單獨完成，因此往往讓人誤認為不孕都是女人的原因。

前幾天一個患者來就診，並非看不孕症，但是常規問其生育史後，我發現她已經可以診斷為不孕症了。想到她已經二十八歲，雖然未急著想生育，但我還是提醒她，如果想生育（除非想當頂客族），就應該按照不孕症的診斷治療流程開始就醫。因此我建議先讓她先生來醫院檢查精液，可是她說，先生愛面子不肯去檢查。

首先，大家要更正一個觀念，生育能力不等於性能力。沒有生育能力不等於性無能。精液不等於精子，因此性能力正常的男性也可能會不孕。論斷不孕也不能否定一個男人的陽剛之氣。

夫妻發生不孕症，首先應該查男性。因為查男性是否不孕比較容易，只要取得精液檢查，看看精液中是否有精子，精子的數量、活動率、是否有畸形等就行了，而且取得精液的過程不困難也不痛苦。精液本來就要排出體外，不需要穿刺抽取。當然，要想知道是什麼原因導致男性少弱無精症，還要進一步檢查，就需費一番周折。

也有一些患者會說：「老公和前女友懷孕過，前妻生育過，所以應該不用檢查了吧，問題肯定在我。」雖然他曾經使別的女人懷孕生育過，也只能證明他以前的生育能力正常，不代表現在一定正常。人的生育能力不是一成不變的，女性可以發生繼發性不孕，男人也可能因為炎症、年齡、生活習慣的改變（如喜歡泡熱水澡、洗桑拿）等原因出現繼發性的無精症。因此不要因為曾經有過孩子，就忽略男性方面的檢查。

如果男性因少弱無精症而不孕卻未進行檢查、診斷，及專門檢查女性，不僅可能讓女性平白遭受痛苦，還可能影響不孕症治療。

男性為什麼會發生少弱無精症？原因很多，有些能夠治療，有些無法治療，具體情況，在此我就不一一贅述了。

女性不孕的原因主要有幾個方面：不排卵、輸卵管不通暢、子宮內膜異位症、子宮腺肌症、子宮內膜損傷、免疫性因素、不明原因。這些不孕的原因也可能交織在一起，共同導致不孕。也可能男方和女方都有影響懷孕的因素。

不孕症診斷攻略

我看過太多女性在求子路上曲曲折折，花費不菲，最後還錯失了最佳受孕時機。

什麼是不孕症？

夫妻雙方同居，性生活規律，未採取任何避孕措施而超過一年未孕，叫做不孕症。只有診斷為不孕症後，才需要檢查不孕的原因。

性生活規律，未採取避孕措施，一年。這是三個要素。

曾經有一個患者來就診，要求治療不孕症。她結婚四年，避孕半年，至今未孕，做過輸卵管造影，一側輸卵管完全無顯影，另一側輸卵管傘端堵塞。這麼簡單的幾句陳述，加上看到造影結果，似乎原因已經明確：輸卵管性不孕。然而繼續問，患者說去年只有四次性生活，今年到現在九月了，只有兩次性生活，屈指可數！問題似乎又不完全是輸卵管的問題。那麼問題來了，她能診斷不孕症嗎？不能！她應該先保持規律的性生活，繼續試孕。如果不能進行正常性生活，神仙也不能讓他們自然懷孕。

雖然焦急等待寶寶到來，但只要耐心、保持規律的性生活就行。不要太在意別人的目光，更不要因為父母的催促，盲目進行各種檢查。要平心靜氣。

性生活多久一次合適？二～三天一次性生活最有利於懷孕。不要等待自己認為的排卵期來了才進行。第一，妳可能估計的不準確，有可能算錯，而排卵後的性生活不能受孕。第二，長期不排精，精子活力下降，攢了十幾天，可能都成了啞彈。第三，因為這樣就需要監測排卵，會造成雙方的精神壓力。

有些人一有生育要求就要治療。一般情況下，試孕一年不能成功受孕，也就是說確診為不孕症後才需要進行檢查和治療，否則可能是過度檢查和治療。但有些情況，不需要等待試孕一年，因為這些情況極大可能影響受孕或者根本就是不孕症，所以一結婚或者結婚前，甚至青春期就要治療。

哪些人不需試孕而直接治療？

第一類是閉經患者和月經稀發的患者。月經是良好的內分泌信號。無論原發性閉經還是繼發性閉經，都應及時治療。閉經的原因很多，可能是生殖器官的畸形、內分泌異常等，無論哪一種原因都會造成不孕，需要明確檢查和治療。如果是生殖系統發育異常引起，婚前要做矯正生殖器官的畸形，如陰道閉鎖等，如果是內分泌原因引起，婚前要以人工調節月經週期保證月經來潮。婚後若想生育，要進行促排卵治療。

青春期少女如果肥胖、多毛、月經稀發，可能有多囊性卵巢症候群，有排卵障礙，或者無排卵，或者排卵次數極少。這些會直接影響懷孕，需要進行治療。同閉經一樣，婚前無生育要求時，只要保持月經規律，防止子宮內膜增生，想生育時就要檢查排卵、激素，排卵過少、月經週期在四十五天以上需要促排卵治療。

第二類是高齡女性。有些高齡女性會想生育。但四十五歲以上的女性不要期待自然受孕了，要立刻進行檢查和治療。三十五歲以上也只能試孕半年。三十五～四十五歲之間的女性要試孕多久才開始進行檢查和治療，沒有定論，只能說年齡越大，試孕期越短，越要儘早進行檢查。

第三類是其中一方曾經診斷為不孕症。如果夫妻第一次懷孕前就不順利，診斷為不孕症，或者已經查明任何一方有明確不孕的因素，再次準備懷孕時就應該尋求醫師的幫助。

一經診斷為不孕症，或者是月經異常、高齡女性，就要檢查不孕症，按照不孕症的流程、步驟、節奏進行檢查，評估不孕症的原因。

如何進行不孕症檢查？

不孕症檢查治療第一步——陳述詳細病史

要向醫師詳細陳述自己的情況，包括月經、性生活情況、避孕情況和男性的性功能、生育情況，是否有人流、子宮外孕以及骨盆腔感染、性傳染病等。所有情況都非常重要，都可能提供醫師診斷的線索。隱瞞任何情況，都可能增加診斷和治療的難度。

我們也曾經見過不孕症的夫妻來就診，結果發現女性處女膜完整，再追問下去，發現純潔的小夫妻根本沒有過性生活，不知道懷孕的基礎要有性交。

不孕症檢查治療第二步——四項基本檢查

通過這些檢查，基本可以判斷是男性原因還是女性原因。

男方要檢查精液。男性原因不孕占不孕症的二十五％～四〇％，女方原因導致不孕占四〇％～五〇％，雙方均異常占二〇％～三〇％。因此男性方面的檢查非常重要。判斷男性是否有異常非常簡單——取精液，送化驗。要注意的是，取精液前要禁慾三～五天。最好間隔三個月復查二～三次。每次檢查時，禁慾時間盡可能一致。精液取出後要在三十分鐘內送達實驗室。

女方骨盆腔超音波檢查。做陰道超音波可以瞭解是否有生殖道畸形、骨盆腔腫瘤、巧克力囊腫、輸卵管積液、子宮腺肌症等引起不孕的骨盆腔因素，以及瞭解卵巢基礎狀態、小濾泡總數。

女方基礎激素檢查。激素檢查要在月經第三天抽血化驗。如果長期閉經，超音波檢查子宮內膜六公釐以下，也可以直接抽血化驗，如果之前服用避孕藥、雌激素等至少應停藥一個月。

女方輸卵管通暢度的檢查首選輸卵管造影。創傷小，方便。其次是超音波造影。腹腔鏡下通液是診斷的金標準，但創傷大，一般在進行其他腹腔手術時同時進行。

其他還可以選擇子宮腔鏡下輸卵管通液的檢查。

不孕症檢查治療第三步——明確病因

如果上述檢查有異，需根據情況選擇如下進一步的檢查，以最終明確診斷。

如果主要考慮內分泌、排卵問題，在月經後半週期測定黃體素，超音波監測排卵，最終判斷是否有排卵。

測定穆勒氏管激素和抑制素B評估卵巢儲備功能；測定硫酸脫氫表雄酮、促腎上腺素釋放激素等判斷雄激素的來源和除外腎上腺疾病；查腦部CT、核磁共振判斷是否有下視丘垂體腫瘤。這些檢查能判斷無排卵的原因。

若主要考慮骨盆腔有異常者可選擇骨盆腔CT、核磁共振、子宮腔鏡、腹腔鏡檢查，判斷是否存在輸卵管積液、骨盆腔黏連、子宮腺肌症、子宮內膜異位症、子宮畸形、子宮內膜息肉等骨盆腔因素。

經過上述三個步驟的檢查，能明確診斷不孕症的原因：男性不育、排卵障礙不孕、骨盆腔因素不孕和不明原因的不孕；如果經過上述檢查，仍未發現原因，則診斷為不明原因的不孕。

不明原因不孕的診斷，前提是做過腹腔鏡檢查。未做腹腔鏡檢查不能診斷為不明原因不孕。診斷不孕症，整個過程最多需要二～三個月。之所以需要二～三個月這麼久，主要原因是激素檢查、排卵監測和輸卵管檢查要按照月經週期的特定時間進行。

發生不孕症時，要按照步驟進行診斷，不要在診斷病因上花太多時間，也不要頻繁更換醫師和醫院，以免總是從頭做起，浪費時間和金錢。確診後，再根據不同診斷進行治療。

監測排卵五大方法

很多不想懷孕的人不喜歡各種避孕藥、工具避孕，更喜歡算安全期避孕，但安全期沒有計算好，結果就是一次次的流產。

很多想儘快懷孕的人希望在排卵日進行性生活，增加命中率，但往往判斷失誤反而降低受孕幾率。

怎樣做到真正的安全期避孕，又如何在排卵期易懷孕的時間進行性生活以保證儘快受孕？不孕症女性到底是不是排卵障礙導致不孕呢？這些都需要能準確判斷是否有排卵，確定排卵日期是哪一天。

一個月經週期正常、有排卵的女性，排卵日一般在月經前十四天。如果恰好月經週期是二十八天，就是月經第十四天排卵。

然而，一個月經不正常，甚至月經週期正常的人，都很難單純根據月經週期判斷是否有排卵，排卵日是在哪一天。

目前比較能可靠判斷是否有排卵、判斷排卵日的方式有如下幾種。

子宮頸評分法

根據子宮頸形態、子宮頸黏液性狀以及子宮頸黏液塗片後顯微鏡下觀察來判斷。具體評分如下表。

總評分達〇～三分為無濾泡發育，四～七分濾泡開始發育，八～十分濾泡發育至優勢濾泡，十一～十二分濾泡成熟接近排卵。

但是，這個方法效率低、不客觀且需每天觀察，現在很少有醫院、醫師採用這種判斷方法。不過女性可以自己在家觀察子宮頸黏液拉絲度，用手指蘸取子宮頸黏液，然後拇指和食指相對，慢慢拉開。如果能保持超過九～十二公分拉絲不斷，說明濾泡已經成熟，接近排卵。

基礎體溫法

原理是排卵後卵巢分泌黃體素，使體溫升高約〇．五℃。體溫受到很多因素影響，因此需要測定基礎體溫。每日清晨清醒後測定體溫。測體溫前不要起床活動、喝水、吃東西等，測量相同位置，如腋下溫度、口腔溫度、肛門溫度、耳溫。要保證充足的睡眠，睡眠若不足六小時，體溫也會受到影響。當然也不能應用電熱毯等加熱設備。讀取的數據畫成曲線會更容易判讀。當然，現在各種手機

子宮頸評分表

項目	1 分	2 分	3 分	4 分
黏液量	無	頸管內	子宮頸口見黏液	溢出子宮頸口
拉絲	無	達陰道 1/4	達陰道 1/2	達陰道口
結晶	無	少許細條結晶	羊齒狀結晶	典型結晶
子宮頸口	閉	裂隙	部分開張	開張（瞳孔樣）

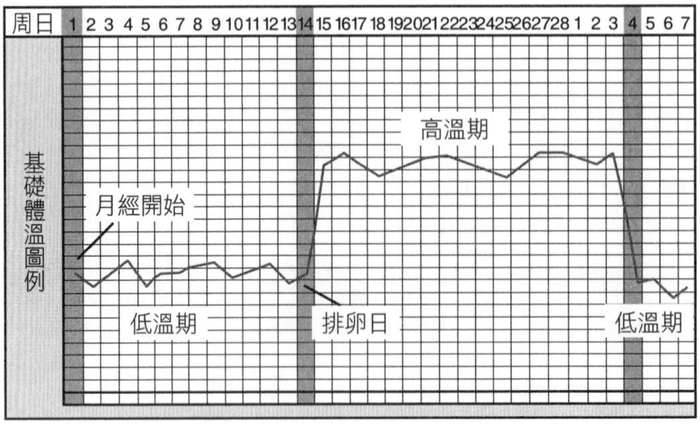

基礎體溫曲線圖——雙向型

APP軟體非常好，可以記錄後自動生成曲線。如果曲線能看出有處突然升高，叫做雙向型體溫，可以判斷有排卵。單向型體溫是沒有排卵的月經週期。

超音波法

正常未衰竭的卵巢上有一定數量的卵細胞，這些卵細胞在超音波上絕大多數無法看到，但每個週期會有一定量的濾泡發育、長大，在超音波上可以看到，每個週期五～十個直徑小於十公釐的濾泡叫做小濾泡，這些小濾泡大多數也會閉鎖，只有一～二個濾泡會發育，到了月經第十天左右，直徑達十公釐以上，這就是優勢濾泡。優勢濾泡會繼續增長，直徑達到十八～二十三公釐時就是成熟濾泡，隨時可能排卵。排卵是一瞬間的事，超音波不一定能夠抓到，但是如果連續監測，看到成熟濾泡消失，骨盆腔內出現少許液體，證明已經排卵。

試紙法

女性排卵時會出現黃體成長素（LH）的高峰。如果垂體分泌LH達高峰時，尿液中也會出現LH。試紙法就是測定尿液中的LH發生反應。目前有定性和半定量試紙，需要在預測排卵期連續每天一次至兩次測定尿液，第一次出現強陽性後十二～二十四小時會排卵。LH峰非常短暫，在接近排卵日時需要每天驗尿兩次，防止錯過高峰而誤判。測到強陽性後就無須再測量。

激素化驗法

LH高峰很短暫，一般不抽血測定LH。但如果排卵，黃體期黃體素（P）明顯增高。可以在月經前一週測定黃體素，判斷是否有排卵，如果黃體素增高，確定有排卵。這種方法不能確定具體排卵日，但可以回顧性判定是否有排卵。

上述方法除超音波監測排卵外都不能客觀判斷是否有排卵，因為有一種情況叫做濾泡黃素化。濾泡黃素化是指濾泡能成熟，但由於種種原因，如子宮內膜異位症、卵巢表面形成黏連，濾泡不能排出卵巢，當然無受孕可能，但是也能形成黃體而分泌黃體素。那麼同樣會有LH高峰而試紙測定排卵陽性、基礎體溫雙向型、月經期黃體素升高。

雖然如此，子宮頸黏液拉絲度、基礎體溫測定、排卵試紙仍然可以作為女性在家經濟、方便地檢查排卵的方法之一，比盲目計算日期更準確一些。

用藥物請出卵子——促排卵

引起不排卵的疾病很多。卵子在卵巢內不發育，不排出來，我們就把卵子請出來吧。

針對不同疾病，首先要做基礎治療，包括改變生活方式、減輕體重或者恢復進食增加體重。服用黛麗安糖衣錠或者其他避孕藥降低雄激素、黃體成長素；服用溴隱亭降低泌乳素；服用地塞米松治療腎上腺皮質增生症；手術治療腎上腺腫瘤等。如果經過這些基礎治療能恢復排卵並懷孕最好，如果仍然不能排卵，就採用促排卵藥物治療，亦即促進卵子發育，請卵子離開卵巢。

常用的方法有誘發排卵、超促排卵、微刺激促排卵。

誘發排卵：是指對原來沒有排卵的女性用藥物進行誘發排卵，獲得單個或少量卵子。

超促排卵：對原有排卵的女性用藥物刺激獲得更多卵子。促排方案有十幾種，目前基本上試管嬰兒技術是常規促排手段。一般情況下先用一種藥物對腦下垂體進行降調節，然後用純的促濾泡素進行促排，常能獲得更多濾泡。

微刺激促排卵：是相對超促排卵而言，應用更少的時間、更少的藥物獲得少量卵細胞的促排方法，也有很多種方案。

排卵是女性受孕的第一個關鍵環節。目前常用的促排卵藥物有可洛米分、來曲唑、尿促性素、促濾泡素等絨毛膜促性腺激素等。

可洛米分是一線用藥，是誘發排卵的首選藥物，一般情況下，在月經第五天吃藥，一共五天，敏感者在月經第十五天左右會排卵。如果不敏感，可以在下個週期增加劑量。有些人確實對可洛米分不敏感，則可改用其他的藥物。

來曲唑是近十幾年來比較常用的促排卵藥物，主要用於乳癌等雌激素依賴性疾病，作用是抗雌激素，但也發現在濾泡期早期短期應用有促進濾泡發育作用，因此現在廣泛用於促排卵。服用方法是月經第五天開始服用，一天一次，共五天。一般在月經第十五天左右會排卵。如果不敏感也可以加量。

尿促性素是從停經後女性尿液中提取，含有促濾泡素和黃體成長素兩種成分。促濾泡素主要起促進濾泡生長發育的作用。可洛米分、來曲唑也是通過體內複雜的正負反饋機制促進垂體分泌促濾泡素來達到促進濾泡發育目的。這個藥物需要肌內注射。用藥時間和劑量、療程要個體化，主要根據濾泡發育來調整。如果僅是促排後自然妊娠或者人工授精，通常用藥劑量較小。如果用於試管嬰兒技術，因為需要一次性取出更多成熟濾泡，所以採用超促排卵，就需要較大劑量，用藥時間也會比自然受孕更長。

純促濾泡素包括人工合成以及尿液提取的單純促濾泡素，作用與尿促性素相同。

上述藥物是促進濾泡發育的，濾泡發育至成熟濾泡後，超音波下濾泡直徑為十八～二十三公釐時，要及時將卵子請出來。濾泡過熟或者黃素化都不利於受孕。此時需要用絨毛膜促性腺激素（ＨＣＧ）進行促排。一般注射一次，二十四～四十八小時會排出卵子。如果未排卵，可以二十四小時重複注射。醫學上使用該藥物有一個形象的辭彙叫做「扳機作用」，可以想像用藥後「啪」的一聲，卵子突破卵巢組織，奔向精子。這也是模擬自然排卵時黃體成長素的短暫高峰作用。

促排卵治療是很多不孕症最後的治療手段，很多不孕症，包括男性不孕，最後的治療手段是體外受精—胚胎移植，俗稱試管嬰兒技術。做試管嬰兒首先需要促排卵然後取卵。

促排卵治療也會有副作用

首先會發生多胎妊娠。很多服用可洛米分的患者會發生雙胎或者多胎，而且這種多胎妊娠一般是異卵雙胎。正常情況下，大多數人每月只排一個卵子。促排卵後，排出更多濾泡的機會增多，發生多胎妊娠的機會也增多。多胎妊娠對母親和胎兒都有風險。輔助生殖的時候也是利用了促排藥物的這一作用，可以一次性取出更多濾泡，受精培育更多受精卵，以備胚胎植入失敗後可重複植入，防止反覆促排、取卵增加醫療費用，也能減輕女性在促排、取卵過程中的痛苦。過去為了增加試管嬰兒成功率，也會同時植入更多胚胎，導致多胎妊娠率上升。幾年前曾有一個新聞，一個富豪一次生了八胞胎。生育八胞胎是一次取出很多卵子，體外受精後，分別植入三個女性體內受孕，一個是孩子的母親（她體內的卵），另外兩個是代孕母親，與孩子無血緣關係。近年來，由於技術進步以及觀念改變，更多國家規定在試管嬰兒時每次只植入一個胚胎，最多兩個，防止出現多胎妊娠。我經常告訴患者：雙胞胎是可以接受的，一旦發生三胞胎及以上，可以考慮減胎術（這就是現代醫學的偉大，使我們可以控制一些事情）。

其次可能出現卵巢過度刺激症候群。在促排卵時，尤其是人工協助生殖技術超促排卵時，很容易發生卵巢過度刺激。卵巢在藥物作用下，產生很多發育中的濾泡，卵巢體積增大，直徑甚至達到十多公分。卵巢滲出大量液體進入腹腔。輕微者感到腹脹，嚴重者出現電解質紊亂、低蛋白、脫水、休克。卵巢可能出現破裂、扭轉、出血等。嚴重的會威脅健康和生命。因此在促排卵，尤其是超促排卵過程中要超音波監測濾泡數量以及一些激素指標。如果發現卵巢有過度刺激的徵兆，就要放棄繼續排卵。一旦用絨毛膜促性腺激素排卵或者懷孕，都將加重卵巢過度刺激的症狀。超促排卵比微刺激排卵和誘導排卵發生過度刺激的概率略大。而多囊性卵巢症候群比其他原因不孕促排時更容易發生過度刺激。但也無須過度擔心，為了減少發生這一併發症，進行人工協助生殖技術時也越來越多採取微刺激的促排方案。有時為了避免過度刺激，用米索前列醇替代絨毛膜促性腺激素的扳機作用。但這一方法尚未獲得廣泛的應用。

妳的卵子庫存還夠嗎？

不是所有無排卵都能促排卵成功，關鍵是看卵巢的儲備功能。卵巢儲備就是指卵巢上的濾泡數量是否能維持卵巢正常分泌和排卵功能。卵巢上有足夠的卵子時，就能保證正常的排卵和分泌雌激素，至少在促排卵藥物下，能夠啟動濾泡的發育、成熟和排出。如果卵巢儲備功能異常，或者卵巢對促濾泡素不敏感，或者先天發育異常，都無法透過促排卵的藥物而成功排卵。

如何能瞭解自己卵巢的儲備功能？倉庫裡的儲備貨品，可以進行定期清點，但卵巢上的卵子看不見。切下來拿到顯微鏡下數一數？那卵巢就徹底失去功能了。

醫學研究人員發現了很多指標可以評價卵巢的儲備功能。戰爭時儲備更多糧食，才是最後勝利的保障，想生育，就要有良好的卵巢儲備，才能很好地安排生育時間。

超音波檢查小濾泡的數目。卵巢上的卵子是以始基濾泡的形式存在，很小，超音波下看不到，這些濾泡逐漸長大，卵子周圍會出現濾泡液，超音波下可以看到時叫做小濾泡，直徑為二～八公釐，繼續增大超過十公釐時叫做優勢濾泡，一個月經週期中只有一個濾泡能成為優勢濾泡，逐漸成熟直徑達到十八公釐以上才能排卵。如果月經第五天陰道超音波檢查，直徑為二～八公釐的小濾泡數量少於五個，說明卵巢儲備功能不足，如果超過十二個，說明是卵巢多囊狀態。

激素檢查判斷卵巢的儲備。FSH大於12U／L時或者FSH／LHV大於2～3，說明卵巢功能儲備不足。FSH大於20U／L說明是早期卵巢功能不全。FSH大於40U／L說明卵巢功能衰退，可以判斷停經了。

抗穆勒氏管激素（AMH）也是比較敏感的評估卵巢儲備功能指標。血清AMH大於0.5ng／mL時，說明卵巢儲備功能良好。

抑制素B（INHB）低於45pg／mL，說明卵巢儲備功能下降。AMH和INHB比FSH更早、更敏感瞭解卵巢的儲備功能。其下降曲線與卵巢上的濾泡消耗是一致的。

年齡也是一個很好測定卵巢儲備功能的指標。三十歲以後，女性生育能力開始下降。一個五十歲以上的女性基本不需要做上述任何檢查，就可以判斷卵巢處於功能不全或者卵巢衰竭階段了。

卵巢功能的儲備指標不僅能預測未來的生育能力，而且也與促排卵成功率、人工授精成功率、試管嬰兒的成功率有關。卵巢儲備功能不好，不僅自然懷孕機率低，輔助生殖的成功率也大為降低。

想生育，就要在卵巢功能儲備尚好的時候生育，一旦卵巢儲備功能下降，卻還沒有找到生育機會，或者還沒有玩夠，可先把卵子取出來凍存，留著當後悔藥將來吃。生育一定要趁早，想生育的人一定要抓住卵巢退休前最後的時機。

不孕症女性以及進行試管嬰兒前需要評估卵巢功能，看看庫存是否還夠。

輸卵管檢查的各種方法比較

如果已經確定排卵正常，就要考慮不孕是輸卵管不通造成。檢查輸卵管功能的方法有哪些呢？各有什麼優缺點？不孕症的女性到底應該選擇哪種方法？幾種可以瞭解輸卵管功能的常見方法如下。

1. 輸卵管通液術：方法是通過導管向宮腔內注射液體，醫師根據注射阻力大小、液體回流、注入的液體量、患者感覺等來判斷輸卵管是否通暢。

優點：操作簡單。缺點：缺乏判斷的客觀依據。

2. 輸卵管通氣術：利用導管將二氧化碳或者氧氣注入宮腔，根據氣體是否進入腹腔判斷輸卵管是否通暢。

優點：操作簡單。缺點：缺乏判斷的客觀依據，同時有發生氣體栓塞的可能，目前已經較少使用。

3. 子宮輸卵管造影：在X光下將對比劑注入子宮，然後拍片。對比劑分為油劑和水劑兩種。油劑需在二十四小時後拍第二張片子，水劑在十五分鐘後拍第二張片子。

優點：能比較客觀評價輸卵管功能。缺點：不能區別真性的近端阻塞還是痙攣及黏液栓所致，假陽性率為一〇％～二十五％。碘油停留在腹腔時間長，易引起異物反應，形成肉芽腫及粘連。少部分人對碘過敏。是目前判斷輸卵管功能較常用的檢查方法。

4.輸卵管超音波造影：選擇特殊的超音波造影液，輸卵管通液試驗同時進行超音波監測。可觀察注入液體在子宮輸卵管及子宮直腸窩的影像。

優點：有相對客觀的依據。

5.子宮腔鏡下選擇性輸卵管插管通液術：在子宮腔鏡下將導管插至輸卵管開口，再經導管注入液體至輸卵管內。

優點：可以觀察輸卵管開口形狀，子宮內膜是否正常，有無息肉、黏連。缺點：痛感高於通氣、通液及造影。

6.腹腔鏡檢查：腹腔鏡與輸卵管通液（有色）聯合檢查，是目前公認評價輸卵管功能最準確的檢查法。在腹腔鏡檢查的同時經子宮注入亞甲藍液（藍色），在腹腔內觀察亞甲藍液體是否從輸卵管傘端溢出，可瞭解輸卵管是否通暢，有無黏連，判斷阻塞能否進行整形手術，並可分離黏連及傘端閉鎖。

優點：①準確，是診斷輸卵管功能異常的金標準，難以確定不孕原因的時候，需要做腔鏡檢查，必要時聯合宮腹腔鏡檢查。②腹腔鏡同時可以用於治療。缺點：腹腔鏡是微創手術，但微創也是有創傷的，手術需要麻醉。

上述任何方法都需要在月經乾淨後三~七天進行。術前要禁止性生活三天。患有陰道炎、急性子宮頸炎、內膜炎者，疑有子宮頸癌變者或者心肺疾病不能耐受者不能進行手術。

輸卵管堵塞還能做媽媽嗎？——試管嬰兒技術幫助妳

輸卵管是精卵相遇的鵲橋，鵲橋坍塌時，或是修好橋，或是繞道而行。輸卵管不孕主要是輸卵管不通暢，治療時或是通過各種方法讓輸卵管通暢，或是想辦法讓精卵能在其他地方相遇。

醫學的進步，確實有辦法讓精子和卵子在其他地方相遇，這就是我們常說的試管嬰兒技術，醫學上叫做體外受精——胚胎移植。

一九七八年七月二十五日，世界上第一個試管嬰兒誕生。二〇一〇年，試管嬰兒之父、八十五歲的羅伯特・愛德華茲（Robert G. Edwards）也因這項「現代醫學發展里程碑」式的技術，榮獲二〇一〇年諾貝爾生醫獎。一九八八年三月十日，中國首例試管嬰兒在北京大學第三醫院誕生，使中國生殖醫學和人工協助生殖技術達到國際先進水準，成為中國生殖醫學發展的里程碑。

最初民眾都以為，試管嬰兒技術是胎兒在試管中長大，事實上，不論醫學如何發達，現在都還沒能找到替代母親子宮的地方能讓胎兒健康生長。其實，試管嬰兒在生命最初的三～五天是在實驗室營養液中生長。三～五天後，或是冷凍靜止儲存，或是必須回到媽媽子宮內。因此試管嬰兒在醫學上叫做體外受精——胚胎移植技術。

最早應用這項技術的適應症就是輸卵管性的不孕症。通過手術或者穿刺技術從卵巢中取出卵子，放到實驗室，同時也取出男性的精液，經過一番處理，在適當條件下，卵細胞會在試管內受精。受精卵每天都會發生變化，在第三～五天時，醫師會用一個很細的吸管，將受精卵送到子宮內。受精卵會在子宮內找到合適的地方進行著床。接下來就和正常懷孕一樣。這就是體內的鵲橋壞了，在醫師幫助下，精子卵子在實驗室相遇，舉行異常盛大的婚禮，然後再回到新房內。

過去都是媽媽體內濾泡自然成熟時取卵，受精卵在實驗室中生活三～五天，子宮內膜也恰好適合胚胎的植入，月經週期和子宮內膜不需要特別的處理。這是自然週期新鮮胚胎植入。隨著技術的發展，沒有排卵的女性可以在促排卵、超促排卵或者微刺激排卵中發生濾泡成熟，然後取卵。受精卵生長三～五天後並不會被植入子宮內，而是放在實驗室內液氮瓶中冷凍。以後需要的時候再移植。也可以用藥物調整子宮內膜厚度，在適當時候植入胚胎。這是人工週期凍胚植入。

半個世紀以來，試管嬰兒技術不斷改進，適應症也不斷擴大。不僅是輸卵管性不孕，包括子宮內膜異位症、多囊性卵巢症候群、男性少弱精症以及不明原因等不孕類型都可以用試管嬰兒技術提高受孕率。在正常受精過程中，雖然只有一個精子進行了精卵結合，但需要很多精子一起努力才能讓其中一個精子突破卵子外殼。這也是男性少精症者不孕的原因。單精子注射技術解決了這個問題。只要在睪丸中找到一個精子，醫師就可以把這個精子注射到卵細胞內，完成受精。單精子注射就是第二代試管嬰兒技術。

第三代試管嬰兒技術也稱胚胎植入前遺傳學診斷（preimplantation genetic diagnosis, PGD），指在胚胎移植前，取胚胎遺傳物質進行分析，診斷是否有異常，篩選健康胚胎移植，防止遺傳病遺傳的方法。這適於有明確基因異常的遺傳病，如血友病等。高齡孕婦也可以進行染色體疾病的篩查。

其他治療輸卵管不孕的措施

試管嬰兒技術應該是所有不孕症患者最後的治療措施。那麼對於輸卵管性的不孕症，還有一些其他的疏通措施。具體有以下幾種：

通液術。對輕微輸卵管堵塞也許有用，之所以說也許，是因為很多醫院還會這樣做。這就好比如果下水道阻塞，可以使用馬桶疏通器，用強大壓力讓阻塞雜物通過狹窄的地方。但輸卵管阻塞多數不是異物，是管道本身的問題。如果輸卵管傘端黏連，過大通液可以使其像吹氣球一樣。輸卵管雖積液，但感覺通液的液體推注還很順利。如果是輸卵管內部有黏液栓，這種方法可以一試，會有一些效果。

COOK導絲介入技術。美國COOK公司生產的選擇性輸卵管造影用導絲及導管，可以在造影時或者子宮腔鏡下進行輸卵管近端的疏通。在進行造影或宮腔鏡時，看到輸卵管的開口，將COOK導管通入輸卵管開口內一～二公分，導管內有更細的金屬絲，如果輸卵管近端已經完全封堵，可以像鑽隧道一樣鑽出一條通路，好比疏通下水道時通管道的鋼絲。這種方法只適用於輸卵管近端的梗阻。在輸卵管功能障礙中，結節性輸卵管炎是以輸卵管近端阻塞為主，占所有輸卵管不孕症的少數。

輸卵管再通術。專指對曾經進行輸卵管結紮的患者進行手術。手術中切除原來結紮的瘢痕，將兩端進行對接。

輸卵管宮角植入。這也是針對輸卵管近端狹窄進行的手術，切除狹窄阻塞的輸卵管峽部，將輸卵管直接植入到子宮角。注意這不是器官移植，不是將他人的輸卵管移植到自己體內。因為有試管嬰兒技術，輸卵管移植從成本、效果和後續治療上看，都不如直接試管嬰兒更好。

腹腔鏡下輸卵管整形術。如果輸卵管傘端發生黏連閉鎖，尤其發生輸卵管積液時，可以進行輸卵管傘端整形術。剪開閉鎖的傘端，剪成原來的花瓣模樣，也可以將傘端外翻，防止再次發生黏連。這就是輸卵管整形術。

腹腔鏡下骨盆腔黏連鬆解術。很多急性骨盆腔炎後或者子宮內膜異位元症者，輸卵管與周圍組織形成黏連帶，將輸卵管折成角而不通，就好比喝飲料時，如果吸管折成死角就無法吸飲料。鬆解其周圍的黏連帶，輸卵管立刻就會通暢。

有時候輸卵管功能障礙是非常複雜的，可能同時存在黏連和傘端的不通暢，就要同時進行骨盆腔黏連鬆解和輸卵管整形。

當然更為複雜的情況是輸卵管功能嚴重受損，上述方法都不能重新恢復輸卵管功能，只能放棄，直接進入試管嬰兒的治療程序。

治療不孕症要切除輸卵管嗎？

輸卵管結紮和切除會導致不孕，治療不孕症時會這樣做嗎？會。

當輸卵管功能已經損毀嚴重，無法進行整形疏通修理，就要放棄輸卵管，改用試管嬰兒的方法受孕。而輸卵管的存在可能會影響受孕和導致不良的妊娠結局。

輸卵管損毀嚴重、功能不良，但只要不是輸卵管全程都不通，成為實心的器官，就有可能再發生傘端黏連，形成輸卵管積液。這些積液會流向宮腔，而積液具有胚胎毒性，內含炎性介質，炎性細胞等會影響植入進宮腔的胚胎存活、著床和發育。什麼毒性、炎性介質不好理解，但可以想像流下的液體，對小小的胚胎簡直是滔滔洪水，在洪水面前，弱小的生命怎麼能活下來？

胚胎移植進入宮腔後，醫師僅僅是放進宮腔，而胚胎會自由行走，很可能通過輸卵管的開口進入輸卵管著床，成為子宮外孕。事實上，隨著試管嬰兒廣泛的開展，子宮外孕的發生率也在提高。有時由於植入多個胚胎而發生子宮內子宮外同時妊娠，給醫師的診斷和治療帶來難度。

基於上述兩個理由，如果輸卵管損毀嚴重，準備進行試管嬰兒者，醫師往往會建議做這樣的手術。

那麼什麼時候切除？什麼時候結紮？

前文中也提到，輸卵管是卵巢癌的來源之一，所以能切盡可能切除。一般人多認為輸卵管切除是場小手術，比切除闌尾還簡單。是的，正常的輸卵管切除是非常容易，幾分鐘搞定，但是在那些由於骨盆腔曾經嚴重感染導致不孕的患者中，骨盆腔黏連非常嚴重，有時就是有經驗的醫師也很難找到輸卵管。輸卵管被重重包裹著，與腸管、子宮等都發生黏連。為了防止不必要的損傷，只能做輸卵管結紮術。

有時候，造影等檢查發現輸卵管不通，患者是抱著輸卵管整形疏通的目的來做手術的，但是術前一定要想到多種可能性。這兩根輸卵管到底能否拯救？如果不能拯救，到底要不要同時切除或者結紮？

能否拯救輸卵管，要靠醫師的判斷，因此一定要相信做手術的醫師。術前做好隨機應變的授權，授權給家屬，授權給醫師。腹腔鏡手術採用的是全麻，術中無法和患者本人溝通，只能找家屬簽字確定到底做什麼，這時家屬要尊重本人的意見，而家屬要聽醫師的建議，術前要確定多種方案，才能盡可能充分利用這一次手術的機會。

輸卵管整形、骨盆腔黏連鬆解後應該儘快準備懷孕，千萬不要避孕。黏連鬆解後，一段時間內輸卵管是通暢的，但會再次形成黏連，輸卵管的傘端會再次封閉。如果術後仍然不能成功受孕，最終還要進入試管嬰兒這一促孕階段。

凍卵與贈卵

科學與醫學的進步，腹腔鏡、促排卵、試管嬰兒技術是不孕女性的福音，大多數的不孕症女性因此有了自己的孩子。

但醫學不是萬能的，不能解決所有病痛。試管嬰兒技術已經進入了第三代，但仍然會有試管嬰兒技術也解決不了的問題。比如有些人年輕時不想生育，而想生育時發生了卵巢功能衰竭，或者有一部分人由於先天性疾病等出現卵巢發育不全、卵巢早衰等。如何能在想生育的時候有卵子？

凍卵

二〇一五年夏季，媒體曝出某電影明星在美國進行了卵子的冷凍，將凍卵問題推上熱議話題。幾天後，新聞發布「中國單身女性不能使用凍卵生育」。

凍卵技術最早在歐美應用，目前技術也逐漸成熟。雖然價格不菲，但仍有一些女性選擇這一技術解決自己面臨的問題。

卵巢是生命之源，一個女性沒有了卵巢或者卵巢上卵子耗盡就將失去生育後代的能力。而每一個女性，無論貧富，無論美醜，五十歲左右都會發生停經，卵巢功能衰退，卵子耗盡，不再有生育能力。五十歲是指平均年齡，很大一部分人會在五十歲之前，甚至四十歲之前停經。還有一些女性由於疾病等需要手術切除卵巢，或者因為疾病需要放療、化療導致醫源性的卵巢衰竭。

如果在停經前或者可能停經前、疾病發生前，還沒有完成生育，可能就將終生遺憾了。冷凍卵子給了這些女性機會，可以在卵巢功能最好、卵子健康的時候，取出卵巢中卵子，冷凍保存。想生育或者身體恢復健康可以生育的時候，復甦卵子，體外受精——胚胎移植，完成生育。

現代女性有自己的事業，大大推遲結婚生育年齡，想生育的時候，卻錯過了最佳時機。卵巢功能衰退，自然受孕機會減少，同時由於年齡大，卵子品質下降，導致懷孕後胎兒發生染色體異常的機率增高。因此在年輕時取出高品質卵子，將卵細胞定格在自己年輕時的狀態，也不失為一種理想狀態。

冷凍卵子可以解決哪些問題？

1.卵巢腫瘤切除卵巢前。術前可以取出卵子冷凍，待腫瘤化療後，在癌症的緩解期進行生育。

2.腫瘤化療前和骨盆腔腫瘤放療前。年輕女性如果患上腫瘤需要全身化療，化療藥物會導致卵巢損傷、卵巢早衰。普通放療的照射面積比較大。如果是骨盆腔的腫瘤，進行放療時會誤傷卵巢。卵巢被照射後，功能會衰退，影響生育。放療化療前取出卵子冷凍，待腫瘤完全緩解後，身體恢復健康時進行輔助生殖。

理想很豐滿，現實很骨感，那些腫瘤患者最需要在手術前、放化療前能取得健康的卵子，但由於疾病本身往往是促排卵、取卵的禁忌症，目前這些人還不能很安全地獲得卵子去冷凍。

卵子凍存也不能解決所有生育問題。

1.冷凍卵子和冷凍精子差別很大。男性取精子過程非常簡單，完全無創，而女性要取得卵子，提高將來輔助生殖的成功率，需要人工促排卵，一次獲得更多的濾泡生長、成熟。取卵需要在超音波監視下進行卵巢穿刺。雖然技術很成熟，依然有一定的風險，促排卵可能出現卵巢過度刺激症候群、術後發生卵巢出血等。

2.凍卵保存過程中，需要一定條件，因此花費很高。凍卵保存時間越長，花費越大。

3.保存卵子需要冷凍，使用卵子時需要解凍復甦。成熟卵細胞對溫度變化非常敏感，在卵子冷凍和復甦中會導致部分卵子受到損傷。和新鮮卵子相比，成功受精率、妊娠率都會下降。

4.有人說自己冷凍了卵子就不急著嫁，不著急生育，八十歲也能生，不擔心成為高齡產婦。錯！卵子冷凍後會被定格，但人沒有定格。超過三十五歲，依然叫做高齡產婦。能否順利受孕、完成懷孕的過程，不僅取決於卵子的品質，更受自身身體品質的影響。我們的理想是將生育定格在卵子最健康的時候，讓卵子保持年輕。但是隨時間推移，身體也和卵巢一樣會發生老化。子宮會發生子宮肌瘤、子宮腺肌症、子宮內膜息肉等導致不孕、流產、早產等併發症。如果僅是想年輕時享受生活，中年後懷孕生子，自身健康的風險也很大，更容易出現妊娠期糖尿病、高血壓、心臟病等產科類嚴重威脅生命健康的併發症。因此冷凍卵子不能解決所有問題。

冷凍卵子是科學技術進步給人們提供的一個新選擇，但不是普通人、正常健康狀態下的最佳選擇。如果不是因為健康問題，建議在身體、卵巢功能、卵子品質最好的生育能力最高峰年齡階段懷孕、生育。

贈卵

對於一些先天性卵巢發育不全的患者，或者是猝不及防的卵巢早衰者，連凍卵的機會都沒有，就真的生育無望了嗎？那些患有嚴重遺傳缺陷的女性如果生育，後代可能也會罹患相同疾病，所以不能有自己的健康孩子嗎？

不，還有希望。只要子宮正常，哪怕已經停經，依然可以在雌激素、黃體素的人工週期作用下，讓子宮處於可以受孕的狀態。然後在試管嬰兒的技術幫助下，依然可以受孕。那麼卵子從哪裡來呢？

卵子可以由別人贈與。在技術上，獲得卵子並沒有難題。贈卵人的卵細胞通過自然週期或者誘導排卵以取出卵子，與不孕症夫妻中丈夫的精子進行體外受精，最終將培育的胚胎移植到受贈人的子宮內進行孕育。除了取卵者和受孕者為不同人之外，與普通的試管嬰兒別無二致。

贈卵者並無衰老的風險，也無嚴重的併發症。接受贈卵者，雖然與胎兒沒有遺傳上關係，但是可以體驗一個普通女性孕育的幸福感。可以更早介入到孩子的生命中。

目前台灣法律允許以幫助生育為目的而贈卵，但是禁止卵子買賣。進行試管嬰兒的女性成功懷孕後，可捐贈剩餘的卵子，但不建議年輕女性贈卵。

子宮移植與代孕

子宮移植

二〇一五年十一月，媒體報導了中國首例子宮移植成功。這在婦產科及生殖領域是一個重大新聞。接受子宮移植的女孩子是一個先天性沒有子宮的患者。她從未來過月經，當然也無生育的可能。能自己完成生育，是她的願望。她的媽媽為了幫助她實現自己的願望，把子宮捐贈給她。

事實上，在世界上這不是第一例子宮移植手術。二〇〇〇年，沙烏地阿拉伯進行了第一例子宮移植，可惜移植後並未能夠成功懷孕。二〇一三年，瑞士一名婦女利用移植的子宮成功懷孕並順利分娩。前人的成功對後人就是一種鼓勵，因此各國醫學工作者都在不斷探索。

子宮移植和其他器官移植的術後都需要用大量抗排異藥物。但是其他器官移植成功後意味著功能建立了，比如腎移植成功很快就產生尿液，心臟移植成功很快就開始跳動。而移植子宮要完成懷孕、孕足月、分娩才意味著功能完好。

而懷孕和分娩、抗排異藥物等諸多因素，可能帶給胎兒、母親很大的風險。

世界上已經有子宮移植者成功分娩的經驗，在台灣的成功也不會遙遠了。

那麼，移植子宮的子宮哪裡來？最好是母親，其他停經後的女性也可以。

母親捐獻子宮可行嗎？

母親捐獻子宮可能是最好的選擇（當然是要健康的子宮）。母親捐獻子宮，首先有親緣關係，發生排異的機率低。其次母親已經有了子女，不需要保留子宮的生育功能。

母親年齡大已經停經依然可以捐獻子宮。停經女性的子宮，雖然已經萎縮得很小，也不能來月經，但是植入年輕女性身體之後，在大量雌激素作用下，子宮會增大，子宮內膜也會週期性生長，會來月經，也有機會完成孕育任務。瑞典的一個病例就是一位停經後女性捐獻的子宮。

母親捐獻子宮給女兒，有倫理學的困惑嗎？

沒有。子宮就是一個孕育器官而已，就有如母親捐肝、捐腎、捐骨髓給孩子一樣。其中孕育的胎兒，卵子來自於受捐者（女兒），胎兒的生物學母親是女兒，孕育的母親也是女兒，不存在倫理學的困惑。但是如果是卵巢移植，可能產生倫理學的困惑，因為卵巢上的卵子是在卵巢上攜帶的，其基因是供卵巢人的，因此受捐者依然不能生育一個自己生物學意義的孩子。捐贈卵巢，等於捐贈卵子。而贈卵比贈卵巢在醫學上容易多了，沒有必要讓女性付出手術移植卵巢的代價。

子宮移植適合哪些不孕症女性？

子宮移植適合子宮性不孕的患者，前提是患者的卵巢功能正常。移植子宮是期望自己孕育自己的孩子，如果卵巢功能衰竭或者卵巢功能發育不全，即便有子宮也不能孕育自己的孩子。

引起子宮性不孕的疾病有很多。子宮腺肌症、子宮內膜損傷等也可能成為難治性子宮性不孕。但這些疾病都曾經有機會生育，在疾病早期或者輕症疾病者是有機會經過手術糾正而懷孕的。而先天性無子宮或者始基子宮患者，則完全沒有機會生育。子宮移植技術是子宮性不孕女性的福音，尤其是先天性無子宮患者的福音。當然，由於費用、創傷代價等原因，這個技術還不可能廣泛推廣。因此其他原因導致的子宮性不孕，首選手術糾正或者儘早懷孕以規避子宮性不孕。

年輕有一個健康子宮的時候要珍惜，要保護好自己的子宮，不要無緣無故傷害它，要做好避孕，防止意外懷孕做無謂的人工流產。子宮並不一定都能健康陪伴我們到老。一些疾病我們雖然不能澈底杜絕，但可以在健康的時候完成生育。

代孕

子宮移植手術，捐贈子宮和接受捐贈的雙方都要接受重大的創傷，手術有風險，接受捐贈者還需服用抗排異的藥物。最關鍵的是，懷孕和分娩對移植的子宮都是重大考驗。

相較而言，代孕則簡單得多。代孕和贈卵其實有異曲同工之處。當一個女性由於身體原因不能完成孕育過程，但卵巢功能正常，可以將自己的卵子與丈夫的精子進行體外受精，最後將胚胎移植到代孕母親子宮內，胎兒分娩後，從法律上屬於提供卵子的女性的孩子。

提供卵子和孕育胎兒的是不同女性，這是代孕和贈卵相似之處，不同之處是新生兒的法律歸屬問題。贈卵中，法律上新生兒是懷孕者的孩子，而代孕中，新生兒是提供卵子者的孩子。

贈卵是法律所允許的，而代孕目前在台灣還沒有合法化。

有很多法律界人士和醫學界人士在呼籲代孕的合法化，但這一天的到來還需要很長的時間。

代孕和贈卵為什麼在法律上有區別待遇？

懷孕是一件有風險的事情。孕產期的嚴重併發症可能導致子宮切除甚至喪失生命。通過贈卵懷孕的女性，為了自己的孩子，由自己冒懷孕併發症的風險，而代孕則由他人冒懷孕併發症的風險。

代孕是子宮性不孕母親一個可以選擇生育後代的機會，但在代孕沒有合法化之前，這還不是一個非常可行的選擇。

子宮畸形與懷孕

子宮畸形與妊娠子宮扭轉

一個孕婦，孕早期產檢時發現是雙子宮畸形，一側子宮懷孕，而懷孕過程非常順利。雙子宮畸形不算非常少見，很多人能夠自然懷孕至分娩。她雖然子宮異常，但孕期並無特殊情況，因此按部就班進行產檢，轉眼就到了孕足月。

有一天夜裡，她突然開始腹痛，因為孕足月，她沒有過度擔心，疼痛三個小時後才來醫院就診。當時是凌晨四點左右。接診醫師立刻進行檢查，並進行了胎心監護。胎心監護看到胎兒有缺氧表現，有危險，於是急診做了剖腹產。

剖腹產時，醫師打開腹腔，看到的子宮是缺血的紫藍色，為了搶救孩子也未多想，立刻切開子宮取出胎兒，但胎兒還是缺氧了，出現嚴重的新生兒窒息，新生兒評分只有一分（正常的新生兒是八～十分）。手術台下兒科醫師奮力搶救，氣管插管、正壓給氧，五分鐘後也僅僅恢復到五分。

手術台上，產科醫師非常納悶，為什麼會出現這麼嚴重的宮內缺氧？胎盤早剝？並沒有啊！醫師縫合好子宮的切口，進行骨盆腔檢查，這時候發現，懷孕的右側子宮發生了扭轉，扭轉了一八〇度，前後翻轉了。將子宮旋轉復位後，子宮恢復紅潤。剖腹產的切口轉到了子宮後壁。

胎兒缺氧的原因找到了——子宮扭轉。子宮發生扭轉後，子宮血管發生絞窄性缺血，因此會出現紫藍色表現，子宮內的胎兒也由於子宮供血不足而宮內窘迫。如果再耽擱一兩個小時，胎兒將胎死腹中。

這個患者之所以發生子宮扭轉，和她是雙子宮有關係。子宮扭轉是妊娠併發症中比較少見的，尤其是正常子宮妊娠更加少見。

正常子宮兩側都有韌帶固定在骨盆腔內，保持子宮穩定性。懷孕後，由於骨盆腔左側有乙狀結腸的阻擋，子宮會發生輕度的右旋，大約三〇度，最多不超過四十五度。但極少發生左右傾倒或扭轉。

雙子宮並不是真有兩個子宮，應該是叫做雙「半個」子宮。是原本發育成為一個子宮的，分別發育成兩個不相通的宮腔，每一個宮腔都比正常宮腔更小，但最重要的，每一個子宮都只有一側的韌帶固定。懷孕的子宮逐漸增大後，可能會重心不穩，突然間發生一八〇度的扭轉。

女性的生殖系統在胚胎發育期可能發生各種畸形。比較常見的是雙子宮、雙角子宮、單角子宮、縱隔子宮、殘角子宮等，當然還有可能是無子宮畸形。

為什麼會發生這樣的畸形？這個太專業了。我們要瞭解的是，如果子宮有這樣的發育異常，會不會影響生育？影響程度多大？是不是需要手術進行糾正？

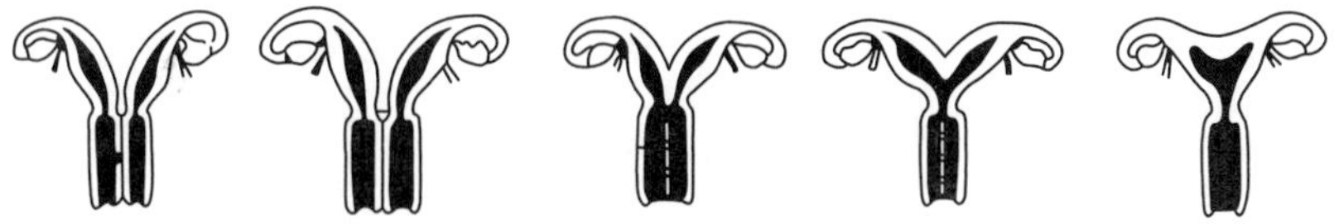

(1)雙子宮雙陰道　(2)未完全分離的雙子宮雙陰道　(3)重複子宮，陰道完全縱隔　(4)雙角子宮，陰道不全縱隔　(5)鞍狀子宮

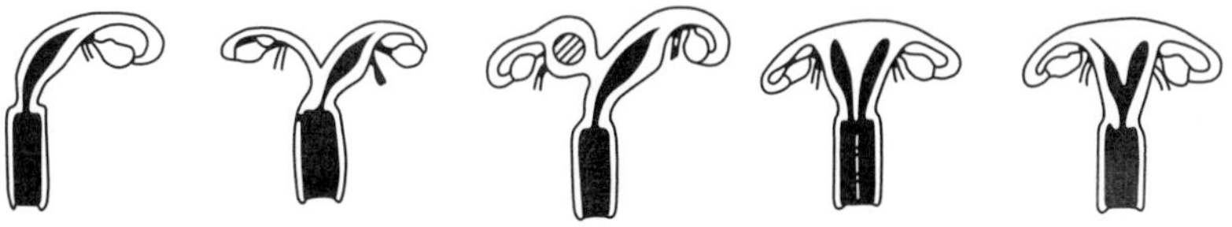

(6)單角子宮（單側附件）　(7)單角子宮（雙側附件）　(8)殘角子宮　(9)縱隔子宮　(10)不完全縱隔子宮

雙子宮畸形並不罕見，那麼是不是所有雙子宮畸形都會發生這樣嚴重的併發症？雙子宮還敢不敢懷孕？孕前要不要進行手術糾正？

雙子宮有各自的子宮頸，各自的輸卵管，兩個子宮雖然理論上是雙半子宮，但是對稱的，兩側子宮懷孕的機率是相同的。大多數雙子宮的妊娠結局也是非常好的，懷孕後胎兒發育正常，也可以進行正常的陰道分娩。

雙角子宮、單角子宮懷孕後，也會發生類似雙子宮無法完全固定的問題。

引起子宮扭轉的除了雙子宮、雙角子宮外，如果子宮上有偏於一側的較大子宮肌瘤或者胎位為橫位，也較容易發生重心偏移而致子宮扭轉。

如果孕前有較大的子宮肌瘤（直徑超過八公分），孕前要進行手術，剔除子宮肌瘤。

雙子宮、單角子宮不需要進行手術糾正子宮畸形。

雙子宮、雙角子宮、單角子宮以及患有較大的子宮肌瘤，為了防止子宮扭轉，孕期不要過度活動，似乎我們能做

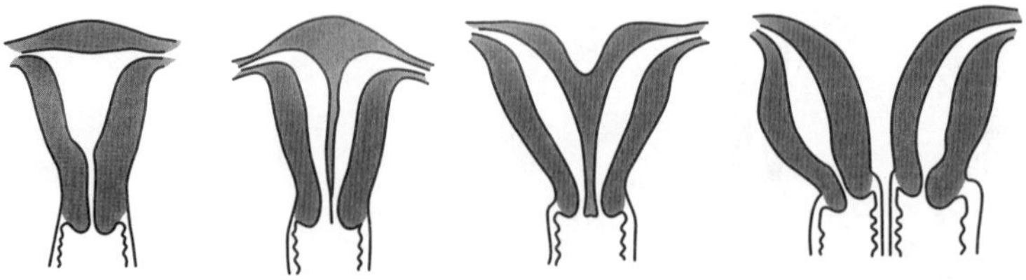

正常子宮　縱隔子宮　雙角子宮　雙子宮雙陰道

的也就這些了。

子宮畸形最大的問題並不是懷孕後的子宮扭轉，而是可能發生不孕或者反復的流產。

子宮畸形與復發性流產

縱隔子宮或者雙角子宮是最常見的子宮畸形。

什麼是縱隔子宮？什麼是雙角子宮？為什麼要一起說明這兩種子宮畸形？

正常的子宮只有一個宮腔，宮腔有三個門，前門是子子宮頸內口，兩個後門是輸卵管的開口。宮腔寬敞而通暢。

子宮畸形的形成要從女孩還在胚胎時期、子宮正在發育時說起。前面說過，子宮其實是兩個半個子宮形成的。子宮形成之前，是兩根副中腎管，中段逐漸靠近、融合形成一個子宮。最上端不融合形成左右輸卵管，最下端融合形成陰道上端。融合過程中，如果融合不好，可能形成雙子宮（完全無融合）；部分融合形成雙角子宮；完全融合，但中隔沒有完全退化，形成縱隔子宮；完全融合中隔退化，就是正常的子宮。

子宮是一個立體的結構，因此診斷並不容易，需要內面觀、外面觀等全方位的觀察，才能確定外形和內部的結構異常。超音波檢查有時不能完全做出診斷。雙角子宮、縱隔子宮是比較容易混淆的子宮畸形。子宮腔鏡觀察都是兩個腔，需要借助腹腔鏡觀察子宮外部是否有分離來進行區別。因為在宮腔內部有相似之處，對懷孕的影響也相同，因此一起說明。

診斷子宮畸形進行子宮腔鏡檢查和子宮造影不能區分縱隔子宮和雙角子宮，但腹腔鏡觀察外觀又是有創檢查，因此現在更多用核磁共振進行診斷和區分，準確率達到九十九%～一〇〇%，超音波造影檢查也有價值，但目前開展的並不多。

根據縱隔子宮的長度，分為完全縱隔子宮和不完全縱隔子宮。完全縱隔子宮的縱隔長度達到了子宮頸口；不完全縱隔子宮的縱隔長度比較短，達不到子宮頸口。

縱隔子宮有時會合併陰道的縱隔。

縱隔子宮、雙角子宮在孕前基本沒有症狀，不做體檢也很難發現。縱隔子宮、雙角子宮不影響月經週期、月經量，也不會引起痛經。最主要的症狀是和懷孕相關的——不孕、流產和早產。

不僅會發生不孕與流產，也可能發生不良的妊娠結局，比如胎位不正、胎盤前置，胎盤早剝、胎盤黏連、產後出血等。這些併發症的發生率會高於經過治療的子宮縱隔患者，更高於正常人群。

引起不孕流產的原因主要是兩個方面：一是縱隔或者雙角引起子宮腔變形，懷孕後宮腔內的壓力不均勻，影響胚胎發育。二是子宮的縱隔表面，子宮內膜發育欠佳，平滑肌含量增加、肌纖維排列紊亂，導致子宮內膜供血不良，胚胎營養不良，影響胚胎著床及發育，因而引起不孕和流產。在縱隔子宮中，不完全縱隔對懷孕的影響比完全縱隔更大。主要是不完全縱隔的宮腔形態異常。

這兩種子宮畸形引起的流產相對比較晚發生，主要是因胚胎增大，宮腔形態異常的影響才產生。

縱隔子宮者發生不孕症的機率約為十五%。北京協和醫院的一個研究表明，發生自然流產的機率為五〇%。也有國外文獻報導為十五%~九〇%。為什麼數字有如此大的差別？這是因為研究的樣本不同、方法不同而出現偏差。若是人工流產率高，很多在自然流產前就進行了人工流產，數字可能會偏低。

大家看了這些可能會非常緊張。但是反過來看問題，我們可能會受到鼓舞。七十八%患者未經治療，可以有機會妊娠至二十八週以上（多次懷孕後最終成功妊娠），七十五%患者可以妊娠至足月。

為什麼正反看不同呢？我們前面說流產率，分母是懷孕次數，而足月妊娠率的分母是人數。

既然縱隔子宮、雙角子宮有這麼大的危害，那麼要不要在準備懷孕的時候就做手術切除呢？

目前沒有明確的醫學指南對此進行準確、有指導性的建議。

一般情況下，建議沒有不良妊娠結局的直接試孕，如果有不孕症、復發性流產（兩次以上不明原因流產）或者由於其他原因準備進行人工協助生殖技術，可以考慮進行手術治療。

手術前明確雙角子宮還是縱隔子宮意義非常大，這決定了手術的難易程度和手術方法。

縱隔子宮，在子宮腔鏡下可以輕鬆完成手術，切開或者切除中隔就行。

雙角子宮如果誤診為縱隔子宮，在子宮腔鏡下切開縱隔會引起子宮穿孔。

雙角子宮的修復要複雜得多，需要切開子宮底部分離部分，再縫合兩部分，將兩個腔融合成一個腔。

如下頁圖中切除三角區，然後進行縫合。這種手術創傷非常大，在子宮腔鏡廣泛應用之前，縱隔子宮也這樣進行手術糾正。子宮腔鏡的發明，使縱隔子宮的手術變得簡單而微創。

雙子宮是兩個獨立的宮腔，一般情況下更不考慮進行手術糾正，一般來說對懷孕的影響小於縱隔子

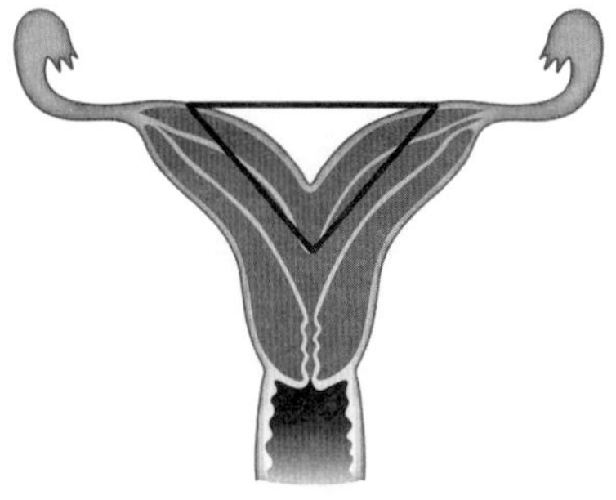

雙角子宮

宮和雙角子宮，而手術的創傷更大。

殘角子宮與子宮外孕

單角子宮和殘角子宮也是非常常見的子宮畸形。

前面講過的雙子宮、雙角子宮、縱隔子宮是對稱性的子宮畸形。子宮形成是兩根原始的副中腎管發育融合而成，如果完全發育融合，就是正常的子宮，如果兩側對稱性的發育，但融合出現了問題，就會出現雙子宮、雙角子宮和縱隔子宮畸形。兩側沒有對稱發育的時候，就會出現單角子宮和殘角子宮。殘角子宮是與單角子宮同時出現的，但單角子宮可以單獨出現。

單角子宮相當於雙子宮的一側，可以正常懷孕，但由於子宮腔形態異常，發生不良妊娠率略高於正常子宮，如流產、早產、胎位異常等。但單角子宮不需要手術治療。

發生殘角子宮的時候，我們更關心的是殘角一側對懷孕的影響。

根據殘角一側的形態，將殘角子宮分成三種類型：I型、II型和III型。

I型殘角子宮

殘角一側有宮腔，與單角子宮相同。這類殘角子宮無症狀。但常會發

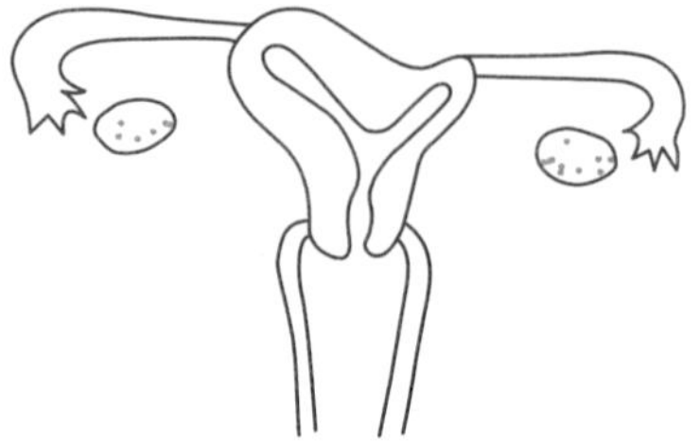

I 型殘角子宮

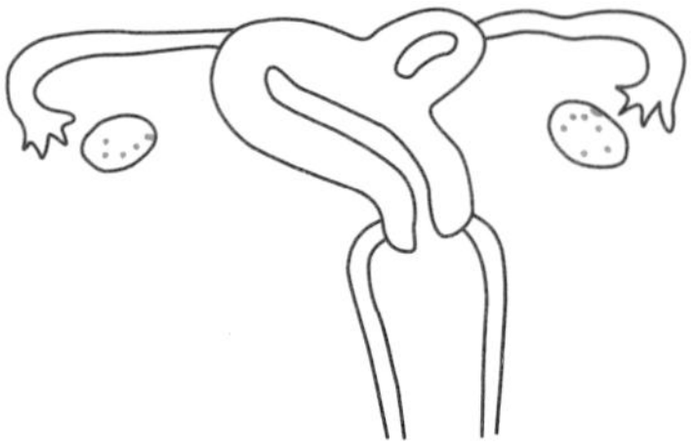

II 型殘角子宮

生殘角子宮妊娠，這是最危險的。殘角子宮妊娠是一種子宮外孕。因為殘角子宮宮腔比卵管更寬敞，子宮肌層也比輸卵管壁厚，因此懷孕後會比較晚發生破裂，一旦殘角破裂，出血會更多、更為兇險。

一般輸卵管妊娠，發生症狀的時間為停經六～十週之間，而殘角子宮妊娠發生症狀的時間在十四～二十週。

一旦殘角子宮妊娠破裂，會劇烈腹痛，失血休克。

這類型的殘角子宮，一經診斷，應手術切除殘角，以防殘角子宮妊娠。

II型殘角子宮

殘角一側有宮腔，有子宮內膜，但與子宮不相通。這類型的殘角子宮，比較早就會有症狀。月經初潮後，殘角子宮內膜也會脫落、出血，但因為與單角一側子宮腔不相通，經血無法流出體外而痛經。

這種痛經會逐漸加重。殘角子宮的宮腔雖然與子宮腔、陰道不通，但可與殘角側的輸卵管相通，而輸卵管與腹腔相通。隨著經血積聚增多，經血會逆流至骨盆腔和腹腔。經血中的子宮內膜種植在盆腹腔、卵巢而患子宮內膜異位症、巧克力囊腫。

原發性痛經的女孩要進行骨盆腔的超音波檢查，排除經血梗阻引起的痛經，這樣才能及時診斷這類型的殘角子宮。一經確診就應盡早切除殘角。

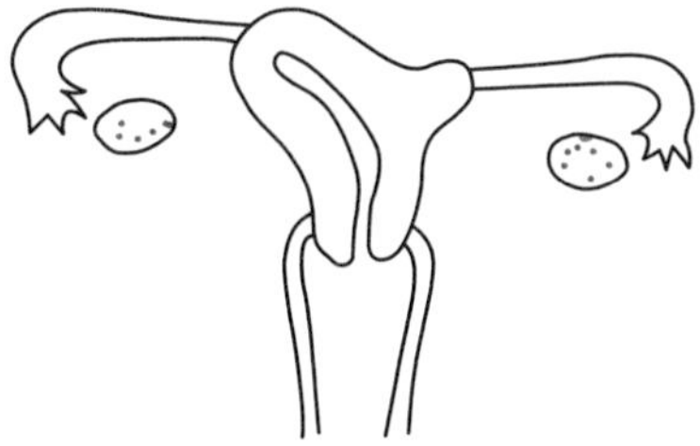

Ⅲ型殘角子宮

Ⅲ型殘角子宮

殘角一側是一個始基子宮，沒有宮腔沒有子宮內膜，就是一團肌肉，因此既不會發生痛經和經血逆流，也不會發生子宮外孕，對單角一側形態沒有任何影響。不影響懷孕，不影響健康，不需要治療。很多這種類型的殘角子宮都是其他手術時發現的。

殘角子宮的診斷

診斷殘角子宮並非是件容易的事。

Ⅲ型殘角子宮常被誤診為漿膜下的子宮肌瘤。而Ⅱ型殘角子宮的宮腔內積血成為囊性，常會被誤診為骨盆腔囊腫、腫瘤。但由於症狀出現得早且嚴重，一般不會耽誤治療。

子宮畸形要從宮腔形態、子宮外部的形態進行診斷。婦科最常用的診斷工具是超音波，二維超音波有一定的局限性，常常不能準確判斷單角子宮和殘角子宮的關係。近些年，三維超音波有了很大的發展，彌補了二維超音波的局限性。核磁共振也是比較好的無創診斷方法。宮腹腔鏡聯合檢查，是診斷子宮畸形的標準，但屬於有創檢查。

殘角子宮的治療

Ⅰ型殘角子宮和Ⅱ型殘角子宮一經確診，需要手術切除殘角，以及與殘角子宮相連的輸卵管。但要保留同側卵巢。

要注意的是，子宮畸形常合併泌尿生殖道的畸形，較常見的是殘角側的腎臟闕如。如果術前沒有做過腎臟超音波，術後發現缺一個腎臟，不要認為是手術時被醫師偷摘了一個腎。

殘角子宮妊娠

殘角子宮妊娠是非常兇險的子宮外孕。由於I型殘角子宮常常無症狀而被忽略，進入育齡後就容易發生殘角子宮妊娠。

妊娠的殘角子宮可能發生扭轉，也可能發生破裂。

殘角子宮的肌層發育不良，不能承受胎兒的發育，常在十四～二十週發生子宮肌層的完全或不完全破裂，引起嚴重的內出血。極少妊娠至孕足月，也會引起宮縮，但不能經陰道分娩。

殘角子宮妊娠是極其罕見的宮外孕類型，也常常會被誤診。

要注意的是，確定早孕後，要在停經七週左右進行超音波檢查，這個時期子宮形態變化不大，比較容易進行診斷。懷孕後如果有嚴重腹痛及陰道流血也要及時就診，防止嚴重的失血性休克。

子宮外孕

二〇〇四年某天，我值夜班，一夜平安，但早晨六點電話鈴「鈴……鈴……」響起，是急診科：「急診有個肝臟妊娠的，你們快點來接診。」肝臟妊娠？現在什麼情況？來不及多問，我飛奔到急診科。患者三十八歲，停經四個月，但沒想過自己可能懷孕。早晨四點多覺得上腹部疼痛，來看急診。急診醫師早晨五點把醫檢士從家裡叫來會診（醫檢士不值夜班）。一看嚇一跳，在肝臟下方，有一個胎兒，而且還活著，心跳很有力，立即通知我去接診。

懷孕了，無論孕在哪裡，都屬婦科管轄，但這個肝臟妊娠，讓我們有點手足無措：經驗太少！我檢查孕婦的一般狀況：血壓、脈搏、呼吸均正常，超音波也沒有提示腹腔內有出血。指揮家屬辦好住院手續，通知我的上司和下屬，請外科會診，做術前一切準備，包括準備了較多的血。一切準備就緒，九點和外科主任一起上手術台。

打開腹腔，在肝臟下方，看到一個可愛的胎兒，在晶瑩剔透的羊膜囊內蜷縮著，透過羊水，能看到他的心臟有力跳動著，而胎盤就附著在膽囊床旁邊的肝臟上。孩子你走錯路了，繼續讓你長大，會傷到你的媽媽，所以醫師和媽媽只能忍痛割愛了。外科醫師小心翼翼從肝臟上剝離胎盤，還好種植得不深，肝臟表面出血不多，隨著胎盤的剝離，胎兒心臟跳動得越來越慢，最終停止。胎盤完全剝離後，把肝臟表面縫合壓迫止血就結束手術。術後五天，患者可以出院了。患者離鄉背井外出工作，住院期間沒有換洗衣物，家屬也沒有帶來任何營養品，甚至吃飯都是同病房患者給她的。在如此兇險的急症襲來時，經濟壓力非常大。

這麼一個少見的宮外孕，能夠及時診斷，沒有出嚴重的問題，得益於患者及時就診、急診科及時找超音波會診、我們及時手術。總之就是兩個字：及時。

什麼是子宮外孕？

子宮是孕育胎兒的地方，是胎兒的宮殿。正常情況下，胎兒在這裡孕育，直到能靠呼吸獲得氧氣和靠嘴巴吃奶獲得營養為止。但有很多胎兒會走錯路，在子宮外停住腳步，安營紮寨。

最常見的子宮外孕是輸卵管妊娠，還沒到目的地就停下了腳步；還有些是走得太遠，走到子宮頸部，也就是從後門進到宮腔，又差點從前門走出去。還有些少見的就是紮根在其他地方，比如卵巢、腹腔。這些地方對胎兒來說都是「老少邊窮」地區，不適合生長。不是他不能生存，就是會破壞當地環境。

絕大多數子宮外孕，胎兒在四十～六十天的時候就會因當地環境的過度破壞而死亡，比如輸卵管妊娠。因為空間太狹窄，會因為胚胎長大而破裂，從而導致腹腔大出血。

子宮頸妊娠往往會被誤認為胚胎流產，去行刮宮手術，手術中也會大出血，有時候很難控制。

雖有個別的腹腔妊娠胎兒可以存活至足月，但對胎兒及媽媽都非常危險。胎兒在子宮外發育，缺乏子宮的保護，營養供給也相對比較差，孩子會發育差一些。最重要的影響是，胎盤會隨便找個地方種植，獲取營養，比如膀胱、腸道、大網膜等器官上。這些地方，可不是胎盤應該待的地方。胎盤就像大樹的根系一樣，會穿透腸道、膀胱，從而讓產科醫師很棘手，並且嚴重影響媽媽的健康。當然，就是孕育到足月也無法經過陰道分娩，只能經過剖腹產。聽好，是剖「腹」產而不是剖「宮」產啊。

我前面講的那個故事，胎兒迷路就太嚴重了，不知道為什麼會走那麼遠。

肝臟妊娠、腹腔妊娠、卵巢妊娠這些都是少見的子宮外孕，我不詳細講了。重點講講輸卵管妊娠。我們遇到的大多數宮外孕都是輸卵管妊娠。

輸卵管妊娠的原因

任何原因引起的輸卵管不太通暢，都可能導致輸卵管妊娠，比如輸卵管炎症、骨盆腔結核、絕育手術後。當然也有一些不明原因的情況。

輸卵管是精卵約會的場所，在這裏相遇、牽手、合體，相遇前大家都還是種子，可以通過這個狹窄的管腔，一旦合體，二～三天就能發育發芽，如果這個管腔比正常情況狹小，會遇阻，不再前進，就地安營。這就是輸卵管妊娠的原因。

絕育手術後怎麼會宮外孕呢？

我剛工作的時候有個護士同事，她現在近七十歲了，年輕時生育過兩個孩子，那時候正好是二十世紀八〇年代，中國全面強制性進行一環二紮（生第一個孩子後放宮內避孕器，第二個孩子後結紮）。生育兩個孩子者需做輸卵管結紮，那時，一個醫師每天要做十～二十台絕育術。她就是在那個背景下做的手術（不是我做的，那時的我還在上高中）。不幸的是術後第一年，發生了子宮外孕，並且有腹腔大出血，進行了手術和輸血。顯然是輸卵管結紮後發生了再通，精卵能夠相遇，但是不太暢。更不幸的是，第三年再次發生同樣的悲劇（人有兩根輸卵管），不幸中的萬幸是，雖然輸血，但沒有嚴重併發症。我畢業工作的時候她正在積極為自己權利進行訴訟，當然這是計劃生育的併發症，她認為一切身體的不適都與這三次手術有關。我很同情她，但她誇大了手術對她的傷害，一輩子的醫藥費都要計畫生育部門負責是不可取的。

現在做輸卵管結紮的女性不多，引起輸卵管狹窄甚至不通的主要原因多為骨盆腔炎。這也是導致不孕的主要原因之一。

那是如何引起感染呢？年輕女孩子性生活豐富，有可能存在不潔的性生活，或者沒有做好避孕措施，反復人工流產，這些是導致發生淋球菌或者衣原體感染的兩大原因。

輸卵管妊娠有什麼症狀？

1.停經。子宮外孕也是懷孕，那麼懷孕就可能不再來月經。

2.陰道流血。子宮外孕是不正常的懷孕，就可能會導致陰道流血，這個流血量不會太多，大多是點滴持續的流血。少數人會像來月經，很多人會誤認為是月經而忽略懷孕可能，包括醫師。

3.尿孕檢陽性。子宮外孕也是懷孕，自然會呈陽性。

4.超音波檢查看不到宮內有孕囊、胚胎，因為胚胎沒來這裡。

5.超音波檢查可能在輸卵管區域看到孕囊或不正常回聲。

6.腹痛。胚胎長大到輸卵管不能容納的時候，就會發生腹痛的症狀。

7.腹腔內出血。一旦發生胚胎流產或者輸卵管破裂，就會發生腹腔內出血。輸卵管破裂，出血可能非常多，嚴重會休克、威脅生命。這就是我們會為那些腹痛伴有陰道流血的患者查尿的原因，如果是陽性的，我們會高度警惕子宮外孕。

怎麼診斷子宮外孕？

子宮外孕不是疑難雜症，典型的比較好診斷。比如已經發生腹痛和腹腔內出血。我們根據尿化驗陽性，超音波檢查腹腔內出血或者腹腔穿刺（經過陰道後穹隆也行）抽出血液，基本可以診斷。還有一種典型的情況是，患者停經，但沒有其他症狀，超音波檢查看到輸卵管內有胚胎，並且能看到胎心的跳動。

但是懷孕早期，胚胎還沒有長那麼大，沒有引起腹痛、陰道流血、腹腔內出血的時候，還是需要觀察的。大多數輸卵管內的胚胎，由於條件的限制，發育的不好，並且伴有局部性出血，超音波下不是典型的孕囊表現，和子宮內正常懷孕有很大差別。這種情況我們無法診斷是什麼情況，子宮外孕？子宮內孕？完全流產了？都有可能。好多人不理解，經常非常生氣地訓斥我們，「你們什麼醫院啊，連個懷孕也檢查不出來！」我時常告訴患者的是：請耐心等待。一粒種子埋在土裡，要找出來有難度，等它發芽，就會知道它在哪裡了。這需要時間。

怎麼治療子宮外孕？

保守治療：藥物殺死胚胎，這樣適合卵巢妊娠、子宮頸管妊娠等。但條件是媽媽身體狀況比較平穩，胚胎較小，HCG化驗數值比較低，估計藥物會起到作用。

手術治療：大多數情況需要手術治療。比如腹腔內有較多出血、發生休克，或者胚胎比較大，HCG數值比較高，藥物保守治療有可能會失敗的情況。

子宮外孕的診斷和治療都相對很簡單。不需要高精尖的診斷和治療技術，比起產後出血、羊水栓塞要好治療，但最怕的就是不能及時就診、及時診斷和及時治療。

子宮外孕最嚴重的情況就是腹腔大出血，嚴重的出血會導致休克甚至死亡。子宮外孕最早期的症狀不明顯，醫師除了能告知懷孕，其他可能都無法告訴妳，包括胚胎在哪裡？胚胎會不會繼續存活等。有些子宮外孕極早期的流產也不需要治療，慢慢血HCG會下降。醫師能告訴妳的是定期來醫院做化驗、超音波檢查，爭取在輸卵管破裂前找到胚胎的藏身之地。但是有些人會忽略症狀，忽略醫師的要求，直到腹痛嚴重、腹腔內出血增多才想起醫師的話，有時候會為時已晚。

我唯一只見過一次子宮外孕患者死亡。當時我在北京工作，患者是一名高齡女碩士，停經後曾來醫院就診，超音波沒有發現孕囊，但化驗診斷懷孕了，醫師明確告知不排除子宮外孕可能，要定期來醫院檢查，如果有腹痛一定要及時就診。患者是一個好妻子、好兒媳，週末的早晨，她已經有腹痛症狀了，但是沒和家人講，家裡要招待客人，她忍著痛，堅持為家人買菜燒飯。中午時已經疼痛難忍，終於叫了救護車。到達醫院的時候，已經失去生命跡像，雖經全力搶救，很遺憾，仍回天乏術。

這個例子不是特例，醫學發展到現在，每年仍有很多女性因為子宮外孕而失去生命。在新聞上也屢見不鮮。如果你是醫師，無論是內科醫師還是外科醫師，遇到女性記得要問月經情況，要承受住患者的壓力，給她做個尿妊娠試驗。有些患者打死不承認自己有性生活，好像做個尿妊娠試驗會汙辱了她一樣。我以前在一線急診工作的時候，經常自己口袋裡藏一張試紙，遇到不肯承認性生活的患者，會讓她做個尿常規，偷偷給她做個妊娠試驗，如果是陽性，立刻理直氣壯讓她交錢，如果陰性就算我請客了。

如果尿檢陽性但超音波檢查沒找到孕囊，那麼一定要警惕子宮外孕，要和患者講清利害關係，一定要求她按時檢查，有情況就近就診，並書面告知她。有時候醫師過分警惕了，把子宮內孕早期患者收住院，過幾天，超音波檢查看到宮內胎心跳得非常規律，就讓患者出院。別怪醫師，因為子宮外孕會出血休克死亡。即便沒有最壞結果，因為出血過多而輸血治療對健康也有很多影響。所以醫師才會高度防範。

如果妳是患者，請不要隱瞞病史，病史真實，才能有助做出正確診斷。做好避孕措施，享受歡愉的同時不要付出慘痛代價。避孕能防止感染，也能從根本上杜絕子宮外孕。配合醫師的檢查。醫師說的話都是有道理的，門診患者多，不能詳細解釋，但有限的幾句話都是精華，好好記住，按照去做，受益的是自己。記住自己的月經，只有這樣才能在懷孕最早期得到檢查和治療。有些人比較迷糊，不來月經，也從不會想到自己可能懷孕，甚至根本沒發現月經沒按時來。就近治療，有信任的醫師固然好，但是發生急診他（她）不能第一時間給出幫助的時候，隨便進入一家正規醫院，都能得到及時的幫助。

隨著試管嬰兒技術的使用，輸卵管妊娠的發病率也在增加。進行試管嬰兒的時候，精子卵子是在實驗室裡結合，經過子宮的前門（子宮頸）進入宮腔，不走尋常路線更易誤入迷途。有時為了增加成功率，醫師會移植二～三個胚胎，這樣情況就比較複雜，會出現子宮內、子宮外同時懷孕的情況。這些也都增加了診斷和治療的難度。

另外，由於剖腹產增多，剖腹產後子宮的切口妊娠也在增多。這是一種新型的子宮外孕，危害性也很大。診斷方法差不多，治療也主要靠手術。再次呼籲大家，如果沒有醫學原因，儘量不要剖腹產。切口妊娠就是剖腹產遠期併發症之一。如果剖腹產後懷孕流產，那就不是普通人工流產能解決的了。需要介入、腹腔鏡、子宮腔鏡等方式治療。

總而言之，一切子宮外孕，只要及時來醫院得到診斷和治療，多能化險為夷。不及時就醫就會險象叢生。「及時」是今後要牢記的一個詞。

葡萄胎

一位患者，四十八歲，因為停經三個月前來就診，檢查尿妊娠試驗陽性。超音波檢查宮腔內沒有看到孕囊，而看到雪花狀回聲，考慮葡萄胎而收入院。入院時血ＨＣＧ高達５０００Ｕ／Ｌ。

入院後清宮治療。術後次日血ＨＣＧ２０００Ｕ／Ｌ，下降明顯，超音波檢查也看到宮腔內沒有殘留組織。術後三天血ＨＣＧ繼續下降，患者出院。按照葡萄胎的追蹤要求，患者一週後再次檢查ＨＣＧ，發生反彈，考慮侵蝕性葡萄胎再次收住院。

什麼是葡萄胎？什麼是侵蝕性葡萄胎？

正常懷孕，卵子受精後，受精卵不斷細胞分裂、分化，一部分成為胎體，將來發育成胎兒。一部分成為胎盤、胎膜，叫做滋養細胞。醫學上，葡萄胎、侵蝕性葡萄胎和絨毛膜癌都叫做滋養細胞疾病，共同特點是血ＨＣＧ增高，滋養細胞增生。侵蝕性葡萄胎和絨毛膜癌有惡性行為，會發生子宮肌層的侵蝕和遠處的轉移。

滋養細胞疾病與遺傳、人種、胚胎染色體異常、基因突變有關。高齡女性懷孕發生葡萄胎的機率高於年輕女性，原因是高齡懷孕後，染色體發生異常、基因發生突變的機率增加。前文中的四十八歲女性，高齡懷孕就是她的高危因素。

葡萄胎一般是本次懷孕後發生絨毛水腫、滋養細胞增生。部分性葡萄胎能看到胎體，完全性葡萄胎則沒有胎體發育。超音波檢查看不到胚胎，只能看到宮腔內絮狀、雪花狀的回聲。子宮比相同孕週的正常懷孕者大。HCG也比正常懷孕者高，並更容易發生妊娠嘔吐、卵巢黃素化囊腫。

診斷葡萄胎不難，超音波檢查未看到胎兒，而宮腔內有雪花狀回聲即可診斷。

葡萄胎的治療以清宮為主，術後要定期隨訪HCG。到底怎麼定期？開始每週一次，連續三次陰性後，每月一次共六個月，之後再每兩月一次共六個月，要追蹤一年時間。除了HCG，還要定期進行骨盆腔超音波檢查，必要時要做胸部X片檢查。

為什麼要追蹤？因為完全性葡萄胎後有可能發生侵蝕性葡萄胎和絨毛膜癌。侵蝕性葡萄胎和絨毛膜癌屬於惡性滋養細胞疾病。

有高危因素的葡萄胎患者，可採取預防性的化療。什麼是高危因素？HCG大於100000U／L、子宮大於同樣孕週的正常懷孕者，卵巢黃素囊腫大於五公分、年齡小於四十歲以及第二次發生葡萄胎等。當然是否選擇預防性化療尚有爭議。

侵蝕性葡萄胎，以前叫做惡性葡萄胎。在病理上和葡萄胎是一樣的，表現為絨毛水腫。但行為是惡性的，侵犯到子宮肌層內或者發生遠處的轉移，如至肺部、腦部等。侵蝕性葡萄胎都發生在葡萄胎清宮後，一般發生在清宮後半年內。表現為HCG不降或者HCG曾經下降之後再次反彈升高。

如果發生HCG不降或者再次升高，要考慮侵蝕性葡萄胎或者絨毛膜癌的可能性。

絨毛膜癌可以發生在足月產、流產、子宮外孕和葡萄胎後。表現為宮腔內、子宮肌層或者肺部、腦部的病灶，並出現HCG異常增高。

絨毛膜癌與葡萄胎的區別是，病理檢查時看不到絨毛的結構，只見增生的滋養細胞。絨毛膜癌和侵蝕性葡萄胎的相似之處則是出現子宮內或子宮外的病灶，HCG升高。子宮的病灶表現為異常出血。轉移至肺部會出現咯血表現，同時胸部X片能看到病灶。轉移至腦部會表現為頭疼，嚴重的會顱內出血。

侵蝕性葡萄胎和絨毛膜癌雖然是惡性疾病，但隨著醫學的發展，現在已是可以治癒的惡性腫瘤。過去，生育率高，高齡生育的女性也多，發生葡萄胎、侵蝕性葡萄胎以及絨毛膜癌的女性比較多。過去對惡性滋養細胞腫瘤（侵蝕性葡萄胎和絨毛膜癌）的主要治療辦法是切除子宮，但效果並不好，轉移至肺部以及腦部的病灶很難清除，術後患者的病死率非常高。僅是那些沒有發生轉移的患者獲得了存活的機會。

一九五〇年代開始，中國宋鴻釗教授率領團隊，不斷試驗各種藥物對惡性滋養細胞腫瘤的治療效果，經過不懈的努力，終於找到了5-氟尿嘧啶（5-FU）大劑量治療方案，進一步提高絨毛膜癌治療效果。到了八〇年代中期，絨毛膜癌治癒率從一〇%提高到八〇%，而侵蝕性葡萄胎的治癒率則達到九〇%以上，幾乎一〇〇%。近年採用腦動脈或脊髓鞘內注射化學藥物，使腦轉移的絨毛膜癌患者病死率由過去的一〇〇%下降到三〇%上下。

葡萄胎後發生HCG不下降或者再次升高者，需要進行骨盆腔超音波、CT或核磁共振，胸部X光片，肺部CT，腦部CT和核磁共振等檢查，以便發現轉移病灶。注意病灶部位與大小、轉移病灶的數目、HCG的數值、年齡、前次妊娠的類型以及前次妊娠的時間，這些都與預後有關。

經過幾十年發展，針對惡性滋養細胞腫瘤的化療方案也在不斷變化，力求效果好、副作用低。目前滋養細胞腫瘤的治療方法是化療為主，手術為輔。

化療結束、病灶消失、HCG下降到正常值後，仍要密切追蹤，追蹤內容與葡萄胎相同。超音波、HCG和胸部X光檢查，追蹤一～二年。

如何預防葡萄胎以及惡性滋養細胞腫瘤？

避免高齡意外懷孕。高齡懷孕有很多風險，發生葡萄胎以及惡性滋養細胞腫瘤的機會更高。沒有生育要求的時候一定要避孕。如果接近更年期懷孕，流產本身已經是不幸，萬一更不幸地發生絨毛膜癌怎麼辦？沒有生育要求情況下，避孕可以預防這個腫瘤！

當然，也有人生育年齡時因為想生育而不幸發生葡萄胎，那麼葡萄胎後多久可以懷孕？一般葡萄胎清宮後，追蹤一年，如果HCG持續陰性，就可以考慮懷孕。這一年要避孕，保險套和短效口服避孕藥都是安全的，不要放置宮內避孕器。

更年期——非常時期之正常面對

停經是對女人的不公也是保護

女人即便天生麗質，年過四十以後，也不可避免會出現皮膚鬆弛，體態臃腫。無論怎樣保養，也拚不過二十歲青春亮麗的女孩。少數幾個所謂逆生長的女神級別公眾人物，不是真的逆生長，而是頻頻爆出整容、微整容的傳聞。

外貌的改變還是一個表像，更重要的是，更年期後，女性生殖能力和性能力會大幅下降甚至消失。而男人，尤其是中年男性，四十~五十歲的男人，正是風華正茂的年紀，精力豐沛、成熟睿智，如果再加上事業成功、體貼細心，簡直就是「完美」男人。他們自認為能掌控全世界，如果是單身男人，就會盯著散發青春氣息的年輕女人。

男人八十二歲可能還會娶二十八歲的女人，因為他們還有性能力，甚至還有生育能力。但有聽說過女人五十歲以後還能很容易地自然受孕嗎？由於科技的進步，試管嬰兒技術的進步，曾有報導五十五歲以上高齡女性懷孕生子，但這也是冒了極大風險的極個別案例。

這一比較，上天真是對女人極不公平！為什麼會這樣？這要從男女生殖系統的差別來說。

女性的生殖系統我們已經很瞭解了。一個子宮、陰道，一對卵巢輸卵管。卵巢是決定成為女人的一個重要器官。每月能有一個卵子成熟從卵巢排出並與精子相遇，這是生育的前提。排卵同時，會分泌雌激素、黃體素。這些激素有助於懷孕，但對女人還有其他作用，包括對乳房發育、脂肪分布、骨骼生長的影響等，使女人的外表有別於男性。這就是為什麼變性人要用大量雌激素的道理。

女人還是媽媽肚子裡的一個胚胎時，女人卵巢上的卵子就已經形成了。數量不是固定的，會越來越少。從初潮後到停經前，每月排出一個卵子，初潮到停經三十五～四十年，每年十二個。能夠遇到精子，受孕成為新生兒的也就十幾個，現在由於計劃生育，也就三～四個有這樣的幸運，其他卵子則會消亡。隨著排出最後一個卵子，卵巢將失去功能，不再分泌雌激素和黃體素。這就是女性停經的原因。

男人的睪丸是和女性卵巢相對應的器官，會產生精子，分泌雄激素，但是產生精子的時間和數量完全和女人無法對應。男人從性成熟開始，也就是男孩進入青春期後，每天會產生大量的精子約一億個。伴隨精子生成的是產生雄激素，而雄激素是人有性慾的源泉（女人的性慾也和卵巢、腎上腺分泌少量雄激素有關）。男人睪丸產生精子和雄激素的能力會持續很久，只要睪丸沒有生病，沒有被切除，一般會持續到生命的最後幾年。

這就是男人與女人的生理不同，在生殖和性上的差別。上帝真是對女人不公啊。五十歲卵巢耗盡了，不能生育了，隨著激素的缺失，性器官萎縮了，性生活也變得疼痛、困難，失去了性趣。不僅如此，停經推倒了女性衰老的第一塊多米諾骨牌，女人脾氣變壞了，皮膚鬆弛了，體態臃腫了。事業過了巔峰，年輕美貌成了過去，怎麼能吸引男性？怎樣在家與男人抗衡？怎樣能保持在家庭的地位？

但停經也是對女人和後代的保護！真的嗎？

大家都知道，三十五歲以上的女性懷孕叫高齡孕婦，很容易發生胎兒的遺傳性疾病。為什麼呢？卵子就像待嫁的女兒，卵巢就像閨房，女性一生中只有四百個女兒可以離開閨房，有機會接受精子的搶親，其餘的只能老死在閨房。初潮時，第一個女兒離開閨房時已經默默等待了十二、三年（初潮年齡），最後出嫁的女兒，已經在娘家等待了半個世紀。半個世紀的等待中，可能閨房受到了風吹雨打、地震、土石流等，女兒難免會受到傷害。不幸晚來的小夥子，可能迎娶的就是半老徐娘，甚至還可能是生病殘疾的新娘。這樣結合後的受精卵更容易發生染色體疾病。卵子只給後代一半的染色體，在離開卵巢後遇到精子時才會丟掉另一半染色體，在漫長歲月中，卵子老化，受精染色體減數分裂時，個別的染色體不能分開，就形成染色體三倍體症。大多數三體症候群胎兒不能存活，會發生流產。有些染色體三體胎兒，如18三體、21三體能存活而出生，但這些孩子是不健康的，並且有智力障礙、生活不能自理。高齡母親即便身體健康者，發生這種機率也很高。在漫長歲月中，母體很可能發生各種疾病，感染病毒、細菌，患有腫瘤疾病，更需要抗生素、抗腫瘤藥物等治療。疾病和治療的藥物都會對卵巢、卵子產生影響，因而這種風險會更高。

精子呢？精子從產生到成熟，離開睪丸進入女性身體，只需要九十天，相比卵子，絕對是新鮮出爐的壯丁。所以父親高齡對下一代的健康影響相對較小。

想像一下，如果女人的生殖能力維持到六十~七十歲，那麼會生出多少不健康的孩子？從這個角度看，女性停經是保護下一代。

繁育後代，需要男人和女人。但男女在繁育後代上的付出是1：99。男人付出的是性生活的幾秒鐘至幾分鐘，此時心率會增快，身體會略勞累，但感覺很愉悅！因此男人會樂此不疲。雖然男人的性可能不以生育為目的，但這是男人完成生育的全過程。

而女人繁育後代要懷孕四十週，要經歷早孕的嘔吐，晚孕的辛苦。四十週中，身體發生巨大變化，心臟、肝臟、腎臟功能，血糖、血壓都會發生變化。孩子所有的營養要從媽媽體內獲取，孩子產生的廢物要從媽媽的腎臟排除。媽媽所有器官都要加倍工作才能保證胎兒健康成長。一朝分娩，還要忍受撕心裂肺的疼痛。若孕期、分娩期發生產後出血、子癇等各種併發症，會影響媽媽的健康甚至生命。即便不想生育，若是意外懷孕，人工流產也有損健康。各種避孕措施也大多用在女人身上，多少會有些影響。

高齡媽媽，在孕前就可能潛在出現各個臟器的功能降低，大大增加罹患各種疾病的機率，懷孕就更是一個高危的過程。想像一下，如果女人沒有停經的保護，產科病房內可能會有很多四十～六十歲中老年女人分娩，那麼產科醫師會要做更多的搶救，內科醫師要常住產科，產科病房就變成ＩＣＵ病房了。來往於產前門診的也不是那些衣著時髦的時尚孕婦，可能常出現一些老態龍鍾、頭髮花白、滿臉皺紋的中老年女性，產檢結束還要去內科開藥治療高血壓、腰腿疼。

所以，女性在適當的年齡停經、不再有生育能力也是對女性身體的保護。

當然男人也有保護機制，如果男人發生陽痿，說明血管老化了，可能心血管、腦血管也出了問題，那就不要逞強吃壯陽藥，各別人可能會在性生活中發生心腦血管意外。雖然這少之又少。

停經雖然保護了女人，保護了後代，但也確實引起很多問題。一方面在女性生理上，推倒了女性衰老的第一張多米諾骨牌，引起很多和衰老相關的疾病，比如骨質疏鬆、動脈粥樣硬化、老年性癡呆、反復發作的老年性陰道炎、泌尿系統疾病等。另一方面是在性能力上和同齡男人不對等，導致女性情感與家庭的危機。

無論是保護女人還是對女人的不公平，停經都會如期到來，那麼年輕女性和即將進入更年期的女性如何面對呢？

年輕女性怎樣面對更年期停經的到來

停經是由女性的卵巢生理決定，每個女人一定都會停經，都會經歷更年期。隨著卵巢功能的衰退，也帶來很多健康問題。尤其和男性相比，女性的生殖衰老更早，造成生殖和性能力與男性不對等，這是對女人的極大不公。

停經會帶來喪失生育功能和損害健康兩方面問題，所以要有應對措施。

年輕女性如何應對停經的到來？

年輕女性因為種種理由推遲生育，我能理解。比如未找到另一半、為了事業、因為自己生活尚不安定、想給未來的孩子打下一片天地再迎接他的到來。但是很多人往往以身體虛弱需要調理為藉口，一直接受中藥、養生方面的調理。這樣一拖再拖，把自己拖成了高齡孕婦。

高齡生育的危害，大家已經耳熟能詳了。流產率增加、唐氏症發病率高、不孕症發病率高。懷孕早期的流產主要是胚胎染色體異常。高齡女性懷孕，卵子老化，在受精減數分裂、丟掉自己一半染色體時，會有個別染色體不能分開，那麼再接受精子的染色體後就會成為三體。大多數染色體三體胚胎都會在早期發生流產。

隨著年齡增長，卵巢功能逐漸衰退。最後衰退前，在幾近耗盡的卵巢內找到卵子並受孕是難上加難。一旦確診卵巢衰竭，在目前醫學條件下，幾乎不可能再生一個和自己有親緣關係的孩子。

很多婦科疾病發生率都是隨年齡增加而增加，並逐漸加重，比如子宮腺肌症、子宮內膜異位症等，這些都是影響生育甚至造成不孕的原因。

更有些疾病的治療會影響生育功能。比如子宮頸疾病，一般是在年紀輕的時候感染ＨＰＶ，經過數年後發生子宮頸癌前病變甚至癌變。一旦病情嚴重至子宮頸癌，就只能切除子宮，無法保留生育功能。

除了女性生殖系統的健康問題，身體所有器官系統，隨著年齡增長，功能都會下降。所以高齡女性懷孕，更易發生妊娠合併症，如妊娠糖尿病、妊娠高血壓、心臟疾病、腎功能異常。

我只想告訴年輕女性朋友，二十五～三十五歲期間是女性生殖系統以及各個系統最健康的年齡，人過三十五歲後，所有器官功能都在逐漸下降，也許大多數人沒有發現疾病問題，但健康狀況也開始從最高的平臺上逐漸下滑，絕不可能因為養生而逆生長。

或許有人需要一個可愛的寶寶充實自己的生命，或許是為了完成家庭的任務，若一生中要完成一次生育，一定要在最健康的時候完成。這樣能最大限度保證胎兒健康，降低懷孕分娩過程中的風險。至少也要在卵巢功能尚好的時候完成生育。

趁健康（生殖健康、身體健康）時儘早完成生育是年輕女性應對停經的措施之一。

如果在最佳生育年齡不能完成生育，可以考慮進行凍卵保存，適當延後生育。

停經帶給女性的傷害和影響

現代社會人由於醫學技術進步、戰亂減少、豐衣足食，壽命逐漸延長至平均八十歲左右，可是卵巢的功能依然在五十~五十五歲衰退。為了防止生育對女人和下一代的傷害，我們可以放棄生育功能。但卵巢功能衰退得太澈底，雌激素值太低了，對生理功能會帶來很大影響，所以也要有一些應對措施。

無論是年輕女性，還是已經進入更年期的女性，都欠缺更年期知識，更多年輕人只知道自己媽媽進入更年期，自己很倒楣，整天挨罵。這也正是女人討厭別人說自己更年期的原因，因為大家把更年期等同於精神不正常了。

女人進入更年期，最大的受害者不是她的丈夫也不是她的孩子，是她自己。

更年期女性最突出的表現是出現情緒障礙、感覺異常、失眠、出汗、潮熱、頭暈、乏力等症狀，嚴重者會發生更年期憂鬱症或者更年期精神分裂症，需要相應的精神藥物治療。

進入更年期階段會出現月經失調，甚至出現月經過多、貧血，嚴重者可能需要輸血。

更年期女子的皮膚會鬆弛、乾燥、發生皺紋，出現明顯老態。

女性進入更年期後，體態大多會變得臃腫，這是由於女性激素的改變，血脂代謝發生了變化，因此會發胖。

進入更年期後，容易發生骨質疏鬆，約二〇%七十歲以上的女性患有骨質疏鬆。全世界每年因為骨質疏鬆發生的骨折有八九〇萬例。髖關節骨折後一年內約二〇%患者會死亡，倖存者中只有不到五〇%的人能恢復骨折前的功能水準和生活品質，所以不要以為骨折是一個急症，可能會帶來很嚴重的後果和功能障礙。

卵巢功能衰退後會逐漸出現血管動脈粥樣硬化，停經五～十年後冠心病、心肌梗塞發病率逐漸增高到與男性持平。但在生育期的女性極少發生冠心病，這與男性有很大的區別。

停經後陰道黏膜萎縮，性生活疼痛、困難、不能。性生活困難是女性的難言之隱，自身痛苦，也增加了家庭矛盾。這點尤顯大自然對女性的不公。

停經後開始出現骨盆底功能障礙，易發生尿路感染、尿失禁、子宮脫垂等症狀。有些人尿失禁嚴重到走路、性生活都會有尿液漏出，嚴重影響生活品質。

停經前後是子宮內膜癌高發的階段。主要原因是卵巢功能衰退，首先表現的是不能排卵，不能分泌黃體素，但仍然會有較高的雌激素。而黃體素是保護子宮內膜、對抗雌激素的。沒有了黃體素的保護，就會出現子宮內膜過度增生甚至癌變。

如何判斷自己進入了更年期？

如何判斷自己進入了更年期？月經！醫師也主要是根據月經來判斷。

女人一生有兩個指標性事件：月經初潮和停經。初潮意味著女性成熟了，有了生育能力，而停經意味著生育能力徹底喪失。

國際生殖衰老研討會共同制定的生殖衰老分期，不包括嬰兒、幼年、童年期，只從月經初潮開始分期。分為生殖期、停經過渡期、停經後期。

初潮後到停經前是生殖期和停經過渡期，停經後至生命最後都叫停經後期。分期很明確，但是各期起止時間卻不是固定的，也不能用年齡來判斷一個女性處在什麼期。那麼靠什麼分期呢？靠月經的變化。

生殖期的早期月經尚不規律，就是月經剛剛初潮的最初幾年。生殖期頂峰時，月經很規律，這時候最適合生育。到了生殖期晚期，月經就會由規律變得不太規律，會有一些變化。

月經出現明顯變化就到了停經過渡期。如果一年內出現兩次月經週期相差七天以上，表示已經進入停經過渡期，生殖能力會大幅下降，甚至不孕。如果月經兩個月才來一次，就是停經過渡期晚期了。如果一年再沒有月經來潮，才能確定一年前的最後一次月經是停經。因為每一次月經後都無法預測後面會不會來月經，什麼時候來。

一般認為，四十歲以後停經是正常的，如果早於四十歲停經，就是卵巢早衰。對於四十歲以前出現月經稀發、閉經的月經失調患者，應該由醫師進行相關檢查，證明是否進入了停經過渡期或停經。

對於一些特殊疾病患者，可能無法通過月經來判斷什麼時候進入停經過渡期、什麼時候停經，比如子宮切除或者子宮內膜切除的患者。手術後，因為子宮或子宮內膜闕如不能有月經的表現，但生育期的女性還是有激素的週期變化，因此不能認為不來月經就是停經。因此主要根據出現出汗、潮熱等症狀以及通過化驗來判斷是否進入停經過渡期，但仍無法準確判斷停經。

多囊性卵巢患者在青春期開始即表現為月經稀發甚至閉經，但原因並非是卵巢衰老。

垂體下視丘性閉經患者（曾經因為閉經醫師做出明確診斷者），也不能用月經的規律來衡量卵巢的衰老。甚至常規測定女性激素六項也不能用於判斷是否停經。其他慢性病、化療、激素治療導致短暫閉經或者月經失調的患者也不能斷定是停經。

總之，卵巢衰老表現為月經失調和閉經，但不是所有的月經失調、閉經都是卵巢衰老所引起。

停經需要治療嗎？

停經是女性一個自然生理過程，停經宣告生育能力的結束。每一個女性只要生命歷程達到了這個年齡，總是會停經的，因此停經不是疾病，但依然會帶來傷害。

自「二戰」以後，人類的平均壽命逐漸延長。一九四五年，人類的平均壽命是三十五歲，而之前的幾千年，人均壽命緩慢地從十八歲上升到三十五歲。大多數人在停經前死亡，饑餓、戰爭、瘟疫等困擾著人類，女性停經所帶來的一些傷害幾乎可以忽略（能活到停經已經是幸運）。但「二戰」以後，由於戰爭減少，抗生素、疫苗的廣泛使用使傳染性疾病大幅減少，加上糧食增產等因素使人類平均壽命在短短不到一個世紀的時間突飛猛進。目前上海女性的平均壽命已經達到八十四歲。如果平均五十歲停經，大多數女性都要在停經後度過漫長的歲月，更凸顯停經給女性生活帶來的影響。

自二十世紀四〇年代以來，就有科學家開始研究停經相關症狀的治療。是不是每一個人都需要治療呢？什麼情況下需要醫學的干預？

停經過渡期開始直至停經後期的早期是急性症狀期，主要症狀有兩方面：一個是月經方面的月經失調，如月經過多、不規律出血等，另一個是神經精神方面的症狀，如出汗、潮熱、情緒失控、失眠、肌肉關節疼痛等。到了停經晚期，月經停止了，神經精神症狀也逐漸消失。停經的主要影響是雌激素進一步減少，以及長期累積作用對各器官的影響，如泌尿生殖器官的萎縮、骨盆底功能障礙、骨質疏鬆、血管動脈粥樣硬化。

治療也要根據患者處於不同時期、不同症狀給予不同的治療方案。我一直和女性朋友強調的是，第一要安全渡過更年期，尤其要預防子宮內膜癌，第二可以補充雌激素，改善停經過渡期症狀和提高停經後生活品質。

如果患者出現月經失調，尤其是不規則出血、月經過多，甚至造成貧血，必須治療。停經過渡期會出現排卵障礙，不能分泌黃體素來對抗雌激素，子宮內膜就會過度增生。子宮內膜厚，月經就會過多。月經過多及不規則出血既是子宮內膜癌的高危因素，也可能是子宮內膜癌的症狀。治療的首先目的是止血，防止出血過多引起貧血。另外最重要的一點是，通過補充黃體素或者雌激素黃體素週期治療，調整月經週期，保證每月月經規律，子宮內膜就不會過度增生及癌變，達到防止子宮內膜癌的作用。

根據停經相關治療指南推薦需要治療的三種情況（除月經失調外）是：

1. 停經相關症狀，如出汗、潮熱、盜汗、焦慮、失眠、頭疼等症狀。
2. 泌尿生殖道萎縮症狀，陰道乾澀、疼痛、性交困難、尿頻、反復尿路感染等。

3. 有骨質疏鬆危險因素的，如骨量減少或者已經發生骨質疏鬆。

如果有這三種情況就需要治療。

有些人停經相關症狀輕微，有些人比較嚴重，那麼是不是所有人都需要治療呢？下表是停經相關症狀改良Kupperman評分。任何一項超過兩分即認為影響了生活品質。總分達到二十分以上應進行治療。大家可以對照這個表做評分。

如果月經失調、神經精神症狀比較重，影響了生活品質或者出現泌尿生殖道萎縮症狀，性生活疼痛、困難，或者有了骨質疏鬆的傾向，就應該尋求更年期門診專科醫師或者婦科內分泌醫師的診治。

停經期 Kupperman 症狀評分

症狀	基本分	程度評分			
		0	1	2	3
潮熱出汗	4	無	＜3 次／天	3～9 次／天	≥10 次／天
感覺異常	2	無	有時	經常有刺痛、麻木、耳鳴等	經常而且嚴重
失眠	2	無	有時	經常	經常且嚴重需服藥
焦躁	2	無	有時	經常	經常不能自控
憂鬱	1	無	有時	經常、能自控	失去生活信心
頭暈	1	無	有時	經常、不影響生活	影響生活與工作
疲倦乏力	1	無	有時	經常	日常生活受限
肌肉痛	1	無	有時	經常、不影響功能	功能障礙
關節痛	1	無	有時	經常、不影響功能	功能障礙
頭痛	1	無	有時	經常、能忍受	需服藥
心悸	1	無	有時	經常、不影響工作	需治療
皮膚蟻走感	1	無	有時	經常、能忍受	需治療

注：①症狀評分：症狀指數×程度評分；

②各項症狀評分相加之和為總分，總計分 0～15 分；

③更年期綜合症的病情程度評價標准：輕度：總分 15～20 分；中度：總分 20～35 分；重度：>35 分

如何治療停經相關症狀？

停經的根本原因是卵巢功能衰退，不能分泌女性激素而導致一系列症狀。相關治療就是激素替代治療。

治療前要做一些相應的檢查，排除激素治療的禁忌。要詳細和醫師講述過去病史，比如糖尿病、高血壓、血栓病史，是否患有乳腺疾病、婦科疾病等一些相關疾病，由醫師判斷是否合適進行激素替代治療。也要進行一些相應的檢查，如體重指數、血壓、肝腎功能、血糖、血脂、凝血功能、貧血狀況、乳腺的影像學檢查（如鉬靶或者超音波檢查）。也要進行婦科的超音波檢查、子宮頸疾病篩查，總之，激素替代治療之前需要進行一次全面的體檢。激素治療期間也要進行定期的體檢。如果有內科疾病需要先行相關的檢查和治療。

月經失調的女性，如果伴隨子宮內膜過厚、急性大出血的患者，需要進行子宮腔鏡檢查或者診斷性子宮擴括術、止血。

中年女性體態較豐盈，體重指數超過正常，是很多疾病的高危因素，如高血壓、糖尿病、高血脂、子宮內膜癌、乳癌等。進行激素治療是為了防治疾病，提高生活品質、延長壽命，是保健措施。而改變生活方式、控制體重在合理範圍之內，是最重要的保健之一。

月經失調的更年期女性要預防子宮內膜癌，安全度過更年期。

如果僅僅是月經週期延長或者月經量增多，那麼處於停經過渡期的早期，可以只服用黃體素治療。按照月經週期的後半期給予一～十四天黃體素，目的是對抗雌激素對子宮內膜的增生作用，保護子宮內膜，防止子宮內膜癌。可以給予安宮黃體酮、黃體酮膠囊、膠丸、地屈黃體素。一般停藥後三～五天，月經就會來潮。這樣進行治療後，子宮內膜癌發病率更低。

如果伴有出汗、潮熱等神經精神症狀者，說明雌激素也降低到一定程度，此時處於停經過渡期的晚期。此時既需要調整月經，也需要改善症狀，需要進行雌黃體素同時治療。小於五十歲的女性，可能對月經的表現形式有所依賴，需要每月一次月經來潮，那麼依然是週期治療，定期停藥七天，停藥後月經來潮。雌激素選擇天然雌激素，如戊酸雌激素等，黃體素可以如上。雌激素服用二十一～二十八天，最後十～十四天加用黃體素，同時停藥。這種用法叫做週期系列性治療。停藥七天後再次服用下一次的藥物。目前雌激素也可以選擇經皮膚給藥的製劑，乳膏或者貼皮製劑，更適合肝功能異常患者。此種週期治療，也適合停經較早，甚至卵巢早衰（四十歲之前停經）者。週期給藥，患者可以保持每月月經來潮。

已經停經者，無須月經來潮者可以雌激素、黃體素連續聯合給藥。聯合就是每天都要吃雌激素和黃體素兩種藥物，連續是指每月中間無須停藥。只要不停藥，就不會來月經。雌激素是主要改善停經症狀的藥物。黃體素主要是對抗雌激素對子宮內膜的過度增長的作用。因為同時服用黃體素，患雌激素依賴性的子宮內膜癌的可能性非常非常低。

已經切除子宮者，只要長期應用雌激素即可。黃體素的作用僅僅是保護子宮內膜的藥物，若沒有子宮，則無須服用黃體素。可以口服戊酸雌激素，或選用皮膚貼劑。

對於反覆出現老年性陰道炎、尿道萎縮症狀者，可以用雌激素乳膏進行陰道黏膜塗抹，可以一定程度改善局部症狀。

總體來講，治療停經相關症狀，需要雌激素、黃體素治療。藥物均為處方藥，具體服用哪一種藥物、多大的劑量，需在醫師指導下進行。目前有專門為停經補充治療生產的製劑，服用方便，劑量低。雌激素為天然雌激素，非常安全。治療停經相關症狀，盡可能不要用短效口服避孕藥替代。短效口服避孕藥也是雌黃體素聯合製劑，能達到激素替代治療的效果。但為達到避孕效果，雌激素多選用高效的人工合成雌激素和黃體素。

停經過渡期，女性仍有排卵，大多數激素的週期治療無避孕效果，需要額外採取避孕措施，除非醫師特殊說明。

更年期激素治療的好處

更年期以及停經後進行激素治療，對女性健康有很大好處。

補充雌激素後能有效緩解停經相關症狀，如出汗、潮熱、情緒障礙、睡眠障礙等。

泌尿生殖道萎縮症狀得到緩解和改善。防止並治療由外陰、陰道萎縮所引起的性生活疼痛、困難和不能。另外有助緩解因尿道黏膜萎縮引起的尿路症狀，有助延緩骨盆底功能衰退而導致的骨盆腔臟器脫垂和壓力性尿失禁。

補充雌激素又可以治療或者減輕骨質疏鬆，能降低三〇％骨質疏鬆性骨折的發生。六十歲以下或者停經十年內開始給予雌激素治療，可以改善脂代謝，有保護心血管的作用，降低動脈粥樣硬化、冠心病的發生率。

可以降低結腸癌的發病率。結腸癌也是停經後女性高發的疾病，有研究表明，激素治療能降低結腸癌的發病率。

可以預防三〇％的阿爾茲海默症的發生。阿爾茲海默症的病因複雜，缺乏雌激素僅是其中一個原因。

停經後激素治療，各國指南一致推薦儘早開始。強調治療窗的概念，什麼是治療窗？也就是在停經十年內，或者六十歲以前開始治療。

女性卵巢分泌的雌激素可以抑制動脈粥樣硬化的發生，因此停經前的女性極少發生冠心病、心肌梗塞，發病率遠低於同齡男性。由於沒有雌激素保護動脈，未經激素治療的女性停經後十年左右開始出現動脈粥樣硬化形成，冠心病發病率與同齡男性相同。

停經早期開始應用雌激素者，停經十年甚至更長時間，血管仍未發生動脈粥樣硬化。如果開始服用激素時間較晚，在六十歲以後或者停經十年以後，會在血管動脈粥樣硬化基礎上更容易發生血栓。因此不僅未能保護血管，反而增加血栓引起的心血管意外風險。因此建議停經後儘早開始激素替代治療。

激素治療什麼時候結束？停經後激素治療的患者，如果無不適或者未出現激素治療的禁忌證，就可以長期應用。目前的臨床資料研究，尚未提出明確終止治療的建議，如果沒有禁忌證，就可以長期服用。對卵巢早衰患者尤其推薦激素治療。

哪些情況不能接受激素治療？

停經後激素治療有若干好處，但並不適合所有人，這就是我們說的禁忌證。下面將列出禁忌情況和慎用情況。

如果有以下情況，不要進行激素治療。

1.懷孕。不用解釋，停經前即便年齡偏大也是能夠懷孕的。要做避孕措施，來就診醫師也首先排除懷孕。胎兒暴露於雌激素中會對胎兒有風險。

2.不明原因出血，要先排除子宮內膜疾病。

3.乳癌、子宮內膜癌或者高度懷疑乳癌、子宮內膜癌。乳癌和子宮內膜癌是雌激素依賴性疾病，雌激素會加重病情。

4.半年內患有動、靜脈血栓者。雌激素使血漿處於高凝狀態，更易發生血栓。

5.嚴重肝腎功能障礙者。雌激素在肝臟中代謝，肝功能異常會影響激素代謝。經皮雌激素對輕微腎功能障礙者有益。

6.耳硬化症。

7.腦膜瘤患者禁用黃體素。

血紫質症和耳硬化症是少見的疾病，醫師很少會主動問診這些問題，但如果已經確診這些疾病，不要忘記告訴醫師。

有一些情況不是絕對不能服用雌激素，但要慎重應用。

1.有子宮肌瘤、子宮內膜異位症、子宮內膜增生史。這些疾病是雌激素相關性疾病，但是良性疾病，要充分瞭解激素缺乏症狀的危害和服藥後疾病發展的後果，才能做出選擇。如果應用激素治療，必須密切觀察疾病的發展。

2.尚未控制的糖尿病、嚴重高血壓和高脂血症。盡可能在先控制血壓、血糖、血脂的基礎上使用激素治療。

3.有血栓形成傾向、膽囊疾病、癲癇、偏頭痛、哮喘、高催乳素血症、全身性紅斑狼瘡。這些疾病都要慎重用藥。

4.乳腺良性疾病、乳癌家族史。

慎用情況並非禁忌，是可以應用激素治療的，但是要密切觀察病情的變化和發展。比如小的子宮肌瘤，停經後會萎縮，應用激素治療後，小肌瘤不會萎縮，有可能會慢慢長大，如果增長過快需要停藥。停藥後，肌瘤仍會萎縮。

無論是否患有激素禁用、慎用的疾病，都需要知情選擇，定期體檢。

健康的生活方式最重要

激素治療的目的是健康，進行激素治療的同時不要忘記最重要的健康保健——健康的生活方式。很多人反對或者拒絕激素治療的一大原因是懼怕乳癌。多項研究已經證明，肥胖和乳癌有很大相關性。肥胖也和子宮內膜癌相關。子宮內膜癌和乳癌都是雌激素依賴性的惡性腫瘤，脂肪細胞可以把腎上腺分泌的雄激素轉化為雌激素，因此肥胖女性更容易發生乳癌和子宮內膜癌。保持健康生活方式、維持更年期和停經後的合理體重，可以在一定程度上減少停經相關疾病的發病風險。

什麼樣的生活方式是健康的？

戒煙酒。煙酒和很多癌都有關係。肺癌、胃癌、食道癌、乳癌等，也會影響血糖、血壓，增加心血管疾病發病率。長期飲酒會導致酒精性脂肪肝、酒精性肝硬化。戒煙酒就會降低這些疾病的發病率。

營養要素均衡，控制總熱量。要素均衡參照膳食金字塔。碳水化合物類應該是熱量的主要來源，主要包括米、麵、雜糧等，不要以糖果、水果中的碳水化合物作為主要來源。其次是蛋白質類如肉、蛋、奶等，蛋白質主要用於體內的新陳代謝。當蛋白質攝入過多，也只能當成燃料燃燒產生熱量，就相當於用紅木當柴燒。最少的是脂肪，是動物、植物的油脂。總量控制要根據自己的體重、工作強度。體重指數超標者，去醫院的營養科就診，量身訂制專屬食譜。

清淡飲食，少鹽低脂。少鹽可以預防高血壓。低脂有助減輕體重，防止動脈粥樣硬化。脂肪酸分為飽和脂肪酸和不飽和脂肪酸。飽和脂肪酸是「壞」的脂肪酸；不飽和脂肪酸是「好」的脂肪酸。動物脂肪多為飽和脂肪酸，植物類脂肪多為不飽和脂肪酸。脂肪類食物要選擇不飽和脂肪酸為主，經濟條件好的，可以多食用橄欖油、茶油。一般情況下以植物油為主，儘量不要吃動物脂肪。棕櫚油、椰子油和動物脂肪相似，飽和脂肪酸含量高，對人體是「壞」的脂肪，是咖啡伴侶、奶精的主要成分，儘量少吃。生活中避免攝入高脂肪，很重要的方法是儘量減少油炸食物，少吃外食，尤其少吃川菜。

還有一種脂肪酸叫反式脂肪酸，油類高溫會產生大量反式脂肪酸。人造奶油、起酥油等都含有大量反式脂肪酸。反式脂肪酸也是「壞」的脂肪酸，人體內清除很慢，所以建議遠離甜點、少食油炸食物。

多食蔬菜、適量的水果。水果中有大量維生素、礦物質、膳食纖維、果膠，但糖分也很高，每天一~二個蘋果體積的水果量就行。蔬菜盡可能多吃，可以提供足夠維生素和膳食纖維，有助腸道健康，對預防結腸癌有益處。蔬菜可以代替水果，水果不可以代替蔬菜。

以水為主，少量的咖啡和茶，避免碳酸飲料。多飲水有助防止便秘、腎結石、尿路感染。經常有人推薦清晨一杯鹽水，但我不建議喝鹽水，那只會徒然增加鹽的攝入。可以喝水，但不要喝鹽水。

保持食物多樣性。各種養生保健類節目會推薦一些健康食物，這些資訊不一定是正確的，但無論是否正確都不能長期單一食用。多樣化的食物，有助營養均衡和避免長期累積有害物質。

多運動。中老年女性適合有氧運動。游泳是非常好的運動，但是有場地限制。如果不能做特殊的運動，每天快走五千~一萬步，略增加心率，微微出汗即可。廣場舞如果不擾民，其實也是不錯的選擇。運動有助改善代謝，改善心肺功能。運動時注意保護膝關節和腰椎。不建議過度負重、登山、爬樓梯、仰臥起坐等。長期負重運動會損傷膝關節，中老年時，關節已經發生退化。仰臥起坐會損傷腰椎。運動也要多樣化，任何單一、高強度的運動都是不健康的。

積極用腦。讀書和思考也許對預防老年性癡呆有一定助益。

心理健康。積極參加人際交往和娛樂活動，有助防止老年憂鬱症。

遠離中藥和各種保健品。

必要的膳食補充劑。必要時可以補充維生素D、鈣劑以及其他維生素。

多做家務多旅遊。做家事也是運動，旅遊不是青少年的專利。退休後時間更富裕、更靈活，可選擇氣候適宜的季節，避開旅遊高峰，旅遊時一定會很放鬆、舒適和愜意，讓身心都獲得調整。

做到了這些，還愁五十歲以後的生活不夠美好嗎？

避免尿失禁

尿失禁

男人老了排尿困難，女人年齡大了排尿控制困難。男人解不出，女人控不住。

為什麼同樣老了，差異這麼大？這要從男性和女性的尿道結構說起。

尿道是膀胱通向外界的通道。尿液是身體的代謝廢物，有毒，需要排到體外。腎臟時刻都在產生尿液，膀胱收集尿液，定期排出體外——排尿。

男性尿道長，而膀胱頸部尿道最後端圍繞著前列腺，尿道長本身阻力就大，而老年男性非常容易發生前列腺增生。增生的前列腺壓迫尿道，長路漫漫，排尿就困難了。

女性尿道短，尿道短本身阻力就小，容易發生尿失禁。而女性尿道周圍除了骨盆底肌層外，沒有其他增大尿道壓力的組織和器官。一旦年齡增大，骨盆底功能下降，極易無法控制尿液而流出。

成年人的膀胱容量比較大，一般三～四小時排尿一次，如果喝水多，尿液多，排尿次數會相對頻繁。

無論產生多少尿液，一般情況下，成年人、健康人能夠自己控制排尿。

但有時我們無法控制排尿，這在女性比較常見，尤其是停經後女性。無法控制排尿叫尿失禁。

瞭解尿失禁前，也要瞭解一些常見和排尿相關的症狀名詞。

尿頻：指排尿次數增加。一般情況下，每二～四小時需要排尿一次，夜間排尿一～二次。如果排尿次數增加，十五～三十分鐘一次，算作尿頻，但無明確次數定義。排尿次數增加的原因可能和喝水增多有關，也可能是尿路感染。一般情況下指尿量正常，但次數增加。

尿急：正常情況下，如果膀胱容量達到一定程度就會產生尿意，但仍能控制，有足夠時間尋找廁所。有時產生尿意後會非常急迫，如果不儘快找到廁所，排尿無法控制。雖然膀胱內尿液多，未及時排尿也會很急，但尿急通常指尿量正常情況下。

多尿：二十四小時內尿量超過２０００mL，叫做多尿。多尿的原因可能是喝水增多、尿崩症、腎衰竭、糖尿病等。多尿可能導致排出電解質過多，出現低血鉀、低血鈉。

少尿：二十四小時尿量少於３００mL叫做少尿。尿量少可能是喝水少、排汗多、腎衰竭引起。任何原因少尿，都將影響代謝廢物的排出，對身體不利。

排尿困難：膀胱內有一定尿液儲存，有尿意，但無法自主排出尿液的時候，叫做排尿困難。老年男性由於前列腺增生，常導致排尿困難。

尿瀦留：如果神經系統異常或其他原因引起排尿困難，導致尿液無法排出，尿液積聚膀胱內，膀胱過度擴張，叫做尿瀦留。

尿失禁：是指不能自主控制尿液而漏出。

很多人在就診的時候，總是將這些症狀相混淆，瞭解這些症狀的含義，當出現這些症狀，才能準確告知醫師，有助醫師快速而準確的診斷。

尿失禁有三種不同情況。

充溢性尿失禁：膀胱內尿液太多而出現漏尿。如果喝水多不及時去排尿，或由於膀胱神經影響，膀胱內儲存的尿液達到極限，就會發生尿失禁。

急迫性尿失禁：常是由於中樞神經系統或者膀胱尿道局部病變，導致排尿不能控制所致。很多人刷牙時聽到流水聲就會漏尿，這就是急迫性尿失禁。

壓力性尿失禁：咳嗽、打噴嚏等腹壓增高情況下，尿液漏出，叫做壓力性尿失禁，前提是膀胱內尿液量正常。

女性的急迫性尿失禁和壓力性尿失禁都和年齡相關，年齡越大，發生率越高。壓力性尿失禁和骨盆底功能異常有關。這兩種尿失禁常混合存在。

充溢性尿失禁和尿瀦留有關。有些人看起來很健康，無其他方面疾病，也會突然發生尿瀦留。而增大的膀胱甚至會被誤認為是卵巢囊腫。

一次值班時，一名二十六歲的女性就診，主訴是下腹痛一天。患者並無排尿困難或者無尿的主訴，每一～二小時會排尿，但尿量不多。檢查時發現下腹膨隆，可見一個巨大的包塊。卵巢囊腫？婦產科醫師當然首先想到自己專業的疾病，患者去做超音波，超音波下看到子宮卵巢都正常，但膀胱過度充盈。回到婦產科後放置一個導尿管，尿液源源不斷流出，從二〇〇到八〇〇毫升，下腹部的「包塊」明顯緩解，二小時後再次開放導尿管，又放出了八〇〇毫升尿液。她的膀胱裡足足裝了一五〇〇毫升尿液，遠遠超過一般人的容量。留置尿管兩天，讓她的膀胱充分休息。拔出尿管，正常排尿後，超音波看膀胱內殘餘尿量不超過五〇毫升，一切正常，回家了。

壓力性尿失禁

女性壓力性尿失禁主要症狀是腹壓增加時會出現尿液漏出。

什麼情況下腹壓會增加？咳嗽、打噴嚏會瞬間增加腹壓，所以小便會突然溢出。大量腹水、懷孕也會增加腹壓。提重物、劇烈運動、解大便時腹壓也會增加。這些腹壓增加在正常女性並不會引起尿失禁。但骨盆底功能減退時，腹壓增加就會無法克制的漏尿。

女性，尤其是多產女性，年齡增大後，常常面對的是壓力性尿失禁。

人是直立行走的動物。腹腔臟器所形成的壓力最終都落在骨盆底部。而骨盆底部是由肌肉、筋膜等軟組織組成，並且有裂口使直腸、陰道和尿道從此處通過。骨盆底功能正常時會保持子宮、直腸、膀胱、尿道在正常的位置，協助尿道括約肌控制排尿，保持陰道緊致，維持良好性功能。如果骨盆底功能減退，可能出現骨盆腔臟器脫垂，降低性活動雙方的性愉悅感，更常見的是出現輕重不等的壓力性尿失禁。

什麼原因會導致骨盆底功能下降？很多因素會影響骨盆底功能。

年齡是導致全身器官衰老、功能衰退的絕對原因。

懷孕本身會增加腹壓，陰道分娩更會增加對骨盆底的損傷，分娩次數增加、難產、胎兒巨大、雙胎等比正常妊娠分娩對骨盆底影響更大。現代女性已經少見有多次分娩情況，因此嚴重的器官脫垂比過去明顯減少了。

雌激素會對很多組織產生作用，缺乏雌激素會導致骨盆底功能減退。更年期以及停經後，雌激素分泌會減少，這個時期壓力性尿失禁和子宮脫垂的發病率會逐漸增加、逐漸加重。

子宮切除會切斷很多條韌帶。這些韌帶像斜拉橋的懸索一樣，吊著橋面，一旦懸索斷裂，會導致橋面坍塌。

長期咳嗽、大量腹水、便祕等慢性疾病會導致長期腹壓增加，破壞骨盆底彈力。

長期做腹腔透析、人為造成腹腔的大量積液，可以導致骨盆底功能障礙。

長期負重等重體力勞動，如擔水、扛包等負重運動也會增加腹壓。幸好現代都市女性極少做這樣的工作。

長期吸煙、飲酒和咖啡等對骨盆底功能也有影響。

遺傳也有一定的關係。

更年期、停經女性絕大多數都曾經發生過尿失禁，但程度不同。

輕度：一般活動、夜間無尿失禁。腹壓增加時偶爾有尿失禁，不需要用尿墊。

中度：起立活動、腹壓增加時有頻繁的尿失禁，需要用尿墊。

重度：體位改變、起立活動即有尿失禁，嚴重影響生活品質、社交活動。

尿失禁的主要危害是影響生活品質和社交活動。其次，長期尿漬浸染會導致外陰炎症、濕疹。

怎樣預防尿失禁呢？

首先要防止腹壓增加，治療咳嗽、腹水、便秘等慢性疾病。

避免長期負重。女性應遠離重體力勞動。爬樓梯提重物的工作就交給老公。

更年期來臨，如果沒有禁忌證，可以進行激素替代治療。

主動鍛煉骨盆底肌群，提高骨盆底張力。鍛煉方法就是進行凱格爾運動，也叫骨盆運動。一九四八年，凱格爾博士第一次描述了支撐子宮、直腸、膀胱、尿道的這些肌群，命名為凱格爾肌，這些肌群的收縮、舒張運動叫做凱格爾運動。凱格爾運動的練習可以提高這些肌群的力量，能更好維持子宮、直腸、膀胱、尿道的位置，可以預防臟器脫垂和壓力性尿失禁。

凱格爾運動說起來很簡單，但經常有些人做錯，不僅不能預防壓力性尿失禁，反可能加重尿失禁症狀。因此要正確學會凱格爾運動。

以下總結了常用的學習方法，我取了好記的名字：尿流中斷法、探囊取物法和生物回饋法。

尿流中斷法：小便時突然中斷流動中的尿液，收縮尿道，收縮後放鬆恢復尿流，這樣的動作就是凱格爾運動。

尿流中斷法僅僅是用來學會、體驗並看到運動效果，不要把中斷尿流當成日常鍛煉，長此以往會導致排尿困難。

探囊取物法：將手洗淨或戴指套、保險套，兩根手指放入陰道內，試著收縮陰道，手指感到被握緊，然後放鬆。這種握緊和放鬆也是凱格爾運動。也可以在夫妻生活中，由男方體驗這種運動的效果。

若上述兩種方法依然不能學會凱格爾運動，醫師會提供生物回饋法。日常的肢體動作是可以通過模仿來學習的，通過眼睛觀察其他人的肢體動作，可以完成一系列複雜的肌肉收縮、放鬆等活動來完成自己的動作。在這個過程中，並不需要瞭解到底是哪個肌群在做哪些動作。

骨盆底肌群的收縮和放鬆，是無法通過眼睛觀察模仿的動作。語言的描述通常不準確或者一部分人無法準確理解，因此很多人在做凱格爾運動時動作是錯誤的，骨盆底肌肉並未收縮放鬆，而是暗中增加腹壓、收縮腿部的肌群，不僅不能改善骨盆底的功能，反而增加骨盆底功能的損害。因此應用骨盆底生物回饋的方法進行訓練，經過一段時間後，就可以脫離生物回饋治療儀，自行完成凱格爾運動。

骨盆底的生物回饋治療儀是將電極片放置在臀部皮膚、陰道內，收集微弱的肌電流，整合後在螢幕上形成可見的信號，提示動作是對或錯，鼓勵繼續動作或者改正直到正確並能熟練進行相應的動作。

通過尿流中斷法、探囊取物法和生物回饋法學會了凱格爾運動後，就可以脫離馬桶、手指和儀器，自由、自如地進行凱格爾運動。

運動前排空膀胱。呼吸順暢、不要屏氣。不要擠壓大腿、收縮腹部，全身肌肉放鬆，選擇合適、舒適的位置，或坐或躺。

收縮盆底肌肉二～三秒，放鬆十秒，將收縮時間逐漸延長至五秒。重複十次，十次一組，每天三～四組。

切記，凱格爾運動也不能過度，過度也會產生骨盆底肌群的損害。

凱格爾運動一般在堅持練習四～六週後會取得驚人的效果。但是如果凱格爾運動中斷數週後泌尿問題又會重現。為了預防並改善泌尿生殖道脫垂和尿失禁問題，需要持續進行凱格爾運動鍛煉。

凱格爾運動是主動的鍛煉骨盆底肌肉的方法。醫師還可以提供被動的鍛煉骨盆底肌肉的方法——電刺激治療和私密鐳射治療。

電刺激療法是一種被動的肌肉鍛煉法。在臀部、陰道內或者直腸內放入電極片，通過微弱的電流刺激骨盆底肌肉的收縮。

這種方法需要借助儀器，因此不能長期應用，可以在產後或者出現尿失禁症狀時暫時使用，快速改善症狀，促進康復。

分娩損傷的不僅是骨盆底的肌纖維，還有陰道黏膜的膠原蛋白，導致陰道壁不夠緊致。陰道內點陣鐳射可以促進陰道黏膜的膠原纖維生長，增加陰道壁彈性，達到陰道緊致的作用。可以預防尿失禁並治療輕度尿失禁。

嚴重的尿失禁治療方法只能通過手術進行糾正，現在比較成熟的治療方法是聚丙烯網帶進行尿道下段的懸吊手術。

女人愛自己，不必愛那一張膜

女性初次性行為時處女膜是否會流血，不僅是一個醫學生理學問題，也關乎了男女雙方關係的心理問題。

身體的器官在胚胎期就全部形成了，女性胎兒的尿生殖竇最末端會形成外陰並腔化形成陰道的下段，最下端形成處女膜。正常的處女膜就是陰道口處的環形結締組織，陰道口相當於房間的門，而處女膜就是門上的軟簾。在自然狀態下，陰道和處女膜都是閉合狀態。

處女膜在女性身體中到底有何作用？

有理論認為，處女膜對女性有保護作用，也能幫助女性選擇更強大的異性。

保護學說認為，處女膜可以防止感染發生。但事實上，這種保護作用是有限的。處女膜完整的幼女也會發生陰道炎。在過去，幼兒經常穿開襠褲，小孩子會隨處坐下，外陰和陰道常常受到汙染，女孩發生陰道炎、外陰炎非常普遍。小女孩有時出於好奇，常將異物放入陰道內，異物長期放置也會導致嚴重感染。而女性也不能為了這個保護，終生保持完整的處女膜。

性選擇學說認為，處女膜的存在可以阻擋性功能低下者的性侵略，讓強者留下後代。在原始的洪荒時代也許有這樣的作用，但進入文明時代後，作用有限。現代女性是用大腦選擇男性，而不是用處女膜選擇男性。男性也不是完全靠身體的強壯來吸引女性，靠的是才能和德行。而各種治療男性不孕症的手段，都是在幫助性功能障礙、不孕症者留下後代。

保護和性選擇功能的作用並不實用，那麼處女膜還有什麼用？在一部分人心中就只剩代表著處女情結、令人糾結的作用了。

大多數女性的處女膜在初次性生活或最初幾次的性生活後會發生破裂。破裂後會發生多少不等的出血。如果經過陰道分娩，處女膜會進一步被破壞，只在陰道口處殘留一些痕跡。

很多男人有處女情結，如果兩個人初次性生活，女方沒有見紅，就會耿耿於懷，甚至因此分手。那麼女性初次性生活一定會見紅嗎？沒有見紅一定不是初次性生活嗎？見紅的一定是第一次性生活嗎？這些問題的答案是：還真不一定。

不出血不代表不是處女

很大一部分女性的處女膜邊緣缺乏血管，初次性行為時處女膜損傷並未達到基底的血管，因此不會有出血表現，而一少部分女性處女膜延展性比較好，性行為後甚至產後，處女膜緣依然完好，自然狀態下與性生活前狀態相差無幾。

女性的處女膜過於堅韌和畸形，會導致性交困難。

有一次門診來了一個患者。她的苦惱是結婚已經一年半了，但依然保持完好的「處女」之身。因為婚後嘗試了幾次，都由於疼痛劇烈，未能成功。疼痛造成了心理的恐懼，又急於想生育，來檢查自己是不是有畸形。我為她進行檢查，生殖道沒有任何異常，處女膜口其實是可以用小號的檢查器具進入（大號也沒問題，但她會痛）。除了處女膜比較堅韌，心理問題也是原因。我讓她回去再試，若是怕痛，性交之前可口服止痛藥。患者沒再來找我，大概是成功完成了任務。

處女膜也會有畸形。畸形的處女膜不是軟簾，性行為和分娩就不單純是擴張通道損傷，而需要刺穿。正常的處女膜是環形的，但是有些女性胎兒發育的時候，處女膜發育異常。可能是有隔、篩孔狀或者無孔處女膜。

前文我曾經介紹過一個十三歲女孩因為腹痛就診，經檢查是處女膜閉鎖，需要手術切開處女膜才能正常來月經。這樣的處女膜，不僅不能來月經，也根本不可能有性生活，只能靠手術才能恢復功能。

篩孔處女膜、有中隔的處女膜，通常不影響月經，因此常常是結婚後性交困難才來就診。如果有性交困難，別嘲笑女性嬌氣，別嘲笑男性太弱，只因有時候「門」太緊而需要幫助。

性行為後有出血見紅的未必是處女

前年，門診醫師急 call 我，說有個陰道破裂出血的患者不肯入院，我立即奔赴門診。患者六十歲，因性行為後大量出血，來醫院急診。陰道內有大量血塊，仔細檢查後，發現後穹隆處有一個橫行的破口，不深，但出血如泉湧，需要立刻進行手術。因為是婚外性行為，不肯告訴家人也不肯住院。曉之以理動之以情，答應為之保守秘密後，在鄰居陪同下辦理了住院手續、進入手術室，做了陰道壁修補縫合手術。

女性在產後、停經後，體內雌激素減少，陰道壁會萎縮、彈性差，極易發生破裂，因此男性請輕柔。

初夜見紅不僅讓男性欣喜，也可能讓男人受到驚嚇

有一天門診接診一個女性，支支吾吾地不好意思說自己的情況，只說是有陰道流血，在追問之下才說明，前一天第一次性行為後開始出血，當時並未在意，但是第二天，出血仍然不止，甚至比平時月經量還多。兩個人感到害怕了才來醫院。檢查以後發現，處女膜邊緣處一個小血管在汩汩流血。把小血管

電凝後血立刻停止了。

這樣的處女初夜是不是會給男性留下陰影，我不清楚。

處女膜修補和處女膜情結

很多人諮詢我，已經有過邊緣性生活，比如初次性行為，感覺男性並未完全進入，比如和男朋友有過口交、相互的手淫，還算不算處女。我很難回答這個問題。我一般也不會回答這類問題，因為我不知道處女的定義是什麼，也不鼓勵男性、女性有處女情結。

處女膜破裂不代表不是處女。在醫療上，很多無性生活的女性因為疾病需要進行陰道的檢查和手術，勢必會破壞處女膜環的完整性，但她依然是一個沒有性經驗的女性，如果以性經驗有無作為處女的定義，她依然是處女。

如果經常性或者與多名男性有邊緣性行為，或者處女膜比較堅韌的極個別女性多次性生活後，處女膜依然完好，但她可能已經有過豐富性經驗。如果以性經驗作為定義，應該不是處女，但以處女膜完整來定義，依然還是處女之身。

性，是人類的天性，甚至是動物的天性。男人女人到了一定的年齡開始性行為，這是再正常不過的事。性，不可恥，也應該由自己做主。兩個人相愛，愛的是現在和未來的她或者他，是不是他或者她的第一個人，有那麼重要嗎？

但有些人依然糾結這個問題，因此催生了處女膜修補。有處女膜情結的不僅僅是男性，也有女性。男人因為自己的女友、妻子初次不是和自己一起而痛苦，提出分手、離婚甚至虐待女性，而有些女性因為自己的第一次並沒有給現在的男友或者老公而深感自責甚至忍受虐待。女人去做處女膜修補術，不僅僅是為了欺騙男性，更多的是建立自信、告別過去和保護自己。因為這樣一個男權社會，女性還是弱者。

有些人由於幼年被性侵，長期的心理壓抑，修補處女膜會讓這些女性忘記噩夢般的過去。如果大眾能接受面部整容，就應該也能理解處女膜修補。

世界需要的是寬容和接納。我們要接納自己的過去，也要接納所愛的人的過去。

女性要愛自己，不要對這張膜太在意，太糾結。性、愛、婚姻的自主權都應該在女性的手裡，聽從心的召喚。處女膜不能保護妳的安全，只能禁錮妳的慾望和需求。能保障安全的是保險套。我不鼓勵過早性行為，過早性行為患者患性傳染病、子宮頸癌以及意外懷孕的風險遠高於較晚性生活者，但沒必要一定在婚後開始性行為，最關鍵的不是一層膜的去留，而是是否做到了安全有保護的措施。

因為大多數人的處女膜經過性行為、分娩，最終變成一個陰道口的殘痕，依稀可見環狀的基底。處女膜因此只是一個臨時的器官，而絕大多數女性也未必想終生保持它的完整性。女性的處女膜就如乳牙一樣該脫落就要脫落，沒什麼可遺憾的。

我無法考證，誰最初把這個暫時存在的結締組織膜稱為處女膜，長期以來讓男男女女糾纏於它的完整性。處女膜應該是一個過時的名詞，我們應該為女性這個臨時的器官，起一個更加合理的名字，應該叫做什麼呢？

無論叫什麼都不必在意。女性應該用愛和智慧去選擇男人，愛膜勝過愛妳的男人不值得珍惜。

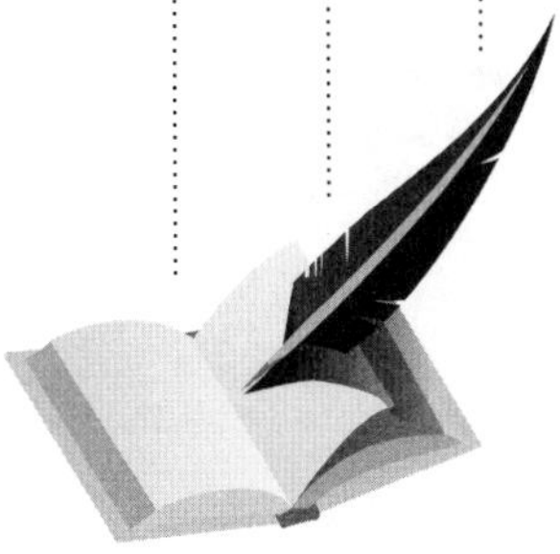

Note

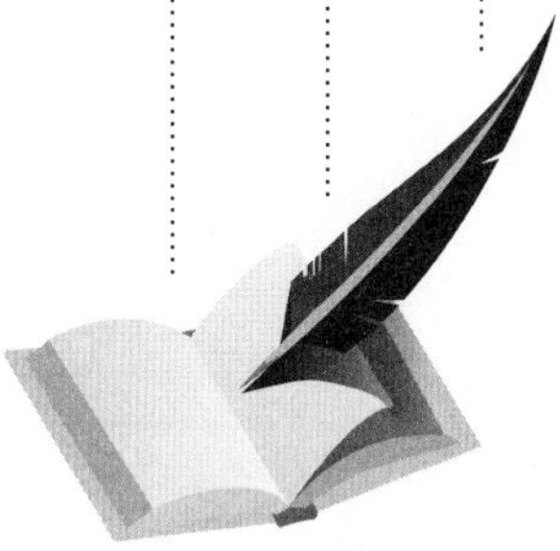

國家圖書館出版品預行編目（CIP）資料

子宮的祕密筆記：女醫教妳正確認識婦科疾病／
王玉玲作. -- 初版. -- 新北市：世茂, 2019.05
面； 公分. --（生活健康；B458）

ISBN 978-957-8799-71-4（平裝）

1.子宮疾病 2.保健常識 3.婦女健康

417.28 108002097

生活健康 B458

子宮的祕密筆記：女醫教妳正確認識婦科疾病

作　　者／王玉玲
主　　編／陳文君
責任編輯／楊鈺儀
封面設計／李小芸
出 版 者／世茂出版有限公司
地　　址／（231）新北市新店區民生路 19 號 5 樓
電　　話／（02）2218-3277
傳　　真／（02）2218-3239（訂書專線）　（02）2218-7539
劃撥帳號／19911841
戶　　名／世茂出版有限公司
世茂官網／www.coolbooks.com.tw
排版製版／辰皓國際出版製作有限公司
印　　刷／祥新印刷股份有限公司
初版一刷／2019 年 5 月

ISBN／978-957-8799-71-4
定　　價／350 元